谈"心"

关于心脏的医学、
健康与生活方式

谈"心"

关于心脏的医学、健康与生活方式

刘 健 著

助理：谭素贞 孙宇彤 孙浩宁
　　　郭 萌 周 沛 卢亚辉
插画：赵 妍

人民卫生出版社
·北京·

图书在版编目（CIP）数据

谈"心"：关于心脏的医学、健康与生活方式/刘健
著 . 一北京：人民卫生出版社，2021.2（2021.11重印）
ISBN 978-7-117-30794-9

Ⅰ.①谈…　Ⅱ.①刘…　Ⅲ.①心脏病－防治－普及读
物　Ⅳ.①R541-49

中国版本图书馆 CIP 数据核字（2020）第 206835 号

谈"心"——关于心脏的医学、健康与生活方式
Tan "Xin" —— Guanyu Xinzang de Yixue、Jiankang yu Shenghuo Fangshi

著　者　刘　健
出版发行　人民卫生出版社（中继线 010-59780011）
地　址　北京市朝阳区潘家园南里 19 号
邮　编　100021
印　刷　北京顶佳世纪印刷有限公司
经　销　新华书店
开　本　710×1000　1/16　印张：19
字　数　261 千字
版　次　2021 年 2 月第 1 版
印　次　2021 年11月第 1 版第 2 次印刷
标准书号　ISBN 978-7-117-30794-9
定　价　75.00 元

E－mail　pmph@pmph.com
购书热线　010-59787592　010-59787584　010-65264830

打击盗版举报电话：010-59787491　　E-mail：WQ@pmph.com
质量问题联系电话：010-59787234　　E-mail：zhiliang@pmph.com

前言

庚子年初，一场突如其来的新冠肺炎疫情席卷了全球，迫使我们按下了暂停键。面对瘟疫，我们的国家和人民表现出了大国应有的气概，医护人员奋勇争先，披上战袍逆行援鄂，在全国上下的共同努力下，新冠肺炎疫情也逐渐得到了控制。

作为医学专业人员，在面对公共卫生危机时，我们对大众的健康宣教更显重要。每个人都是自己健康的第一责任人，只有让更多人了解健康知识，才能更有利于预防疾病的发生，提高治疗和康复效果。

在日常生活和工作中，我们发现，很多急症患者由于延误诊治而出现难以逆转的后果，很多慢性病患者由于观念错误而导致病情加重。这背后的原因，一方面是因为患者或家属自身医学常识匮乏且缺乏有效途径获取科学、通俗的健康知识；另一方面是因为临床医生在繁忙的诊疗工作中难以向患者适时提供健康宣教。

我常常想，我作为一名心脏介入医生，仅仅给患者开通了血管、放好了支架，这就够了吗？不，还远远不够。美国医生爱德华·特鲁多的墓志铭给了我答案：有时去治愈，常常去帮助，总是去安慰（To cure sometimes, to relieve often, to comfort always.）。作为医生，我们应该运用专业的医学知识，去教育、指导、帮助患者，并且去安慰他们，让他们拥有处理紧急事件的措施，有辨别健康谣言的能力，能参与慢性疾病长期有效的管理，同时感受到医学的温度。

　　本书由"健哥说心脏"推送的科普知识而来，我们精选出读者最关注的内容，并整理成章，涵盖了冠心病、心肌梗死、高血压、糖尿病、血脂异常、心律失常以及其他心血管相关疾病的病因、治疗、预防、康复等，并且从专业出发，延伸了有关"心"的文化、历史等内容，这些都是维护心脏健康的医学知识。

　　我们期望与您谈的是靠谱、通俗、有趣的心脏话题，提高您甄别谣言的能力，助力您享有更健康的生活。

2021 年 1 月，于北京

目录

| 第三章 | 离你并不"远"的心肌梗死

| 第四章 | 让人"压力山大"的高血压

| 第五章 | ## 一点都不"甜蜜"的糖尿病

| 第六章 | ## 血脂异常不一定是吃出来的

深阅读

| 第七章 | # 挽救生命的心脏支架术

深阅读

| 第十章 | 预防心血管疾病的"金钟罩"

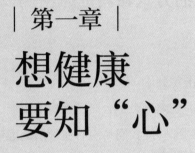

| 第一章 |

想健康
要知"心"

1 你的生活方式藏着健康密码

中华预防医学会于 2020 年 3 月公布了新的心血管疾病预防指南，这个指南主要关注那些尚未患上心血管疾病的人群，在预防措施方面主要是调整生活方式、控制那些使我们易患心血管病的因素，比如高血压、高血脂、吸烟、酗酒、糖尿病、缺乏运动，等等。

下面来详细说说指南里提到的，预防心血管疾病的四个关键的健康生活方式。

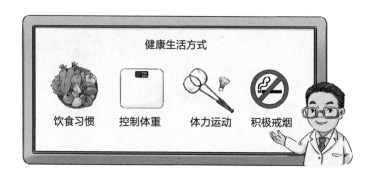

饮食习惯

所有人都应当保持健康的饮食习惯，增加蔬菜、水果、坚果、粗粮、瘦肉和鱼类的摄入，减少反式脂肪（如奶油）、加工肉类（如火腿肠）、精制碳水化合物（如蛋糕）以及甜味饮料的摄入。

控制体重	超重和肥胖的人，建议向专业人士进行咨询，并严格控制卡路里的摄入来控制体重。
体力运动	成年人每周应至少进行 150 分钟的中等程度的有氧运动，或者 75 分钟剧烈的有氧运动，减少久坐。
积极戒烟	烟草使用应作为成人健康检查的评估指标，对吸烟者，建议通过行为干预和药物治疗来帮助他们戒烟。

健哥说

生活方式是指我们日常生活的行为方式，正确的生活方式能促进身体健康。很多指南都把健康的生活方式列为预防和治疗疾病的关键推荐。

可以说，你的健康，从生活的点滴而来，而你的生活，藏着健康的密码。

2 10 个人里面就有 1 个！现在预防还来得及

2019 年 2 月 19 日，美国医师协会（ACP）的官方期刊《内科学年鉴》刊登了一篇关于我国居民的大型研究，这个研究覆盖了全国 31 个省 141 个县级地区，调研了近 170 万城镇居民的心血管疾病状况。在报告的数据中，最令人触目惊心的是我国心血管疾病的高危人群的比例。该研究发现，在 35 ~ 75 岁的居民中，高危人群占比为 9.5%，其中男性高危人群比例为

11.8%，女性为 8.0%。换句话说，我国 35 ~ 75 岁的居民，差不多每 10 人就有 1 人存在心血管疾病高危风险。

心血管疾病高危人群是指 10 年内发生心血管疾病风险超过 10% 的人群，他们在未来更容易发生心脑血管疾病。

高危人群有什么特征呢?

一是年龄较大，二是存在危险因素较多。

上述研究发现，在 60 岁以上年龄段，高危人群比例急剧增加。而每个年龄段男性的高危人群比例整体高于女性。下图是不同年龄段高危人群的比例。

一些慢性病是常见的心脑血管疾病危险因素之一，因此，这些慢性病患者经过专业医生的评估，可能就是高危人群。高危人群往往同时有多种危险因素，最常见的两种同时发生的慢性病是高血压和糖尿病，占总高危人群的 16.7%。最常见的 3 种慢性病组合则是高血压、糖尿病和血脂异常，也就是

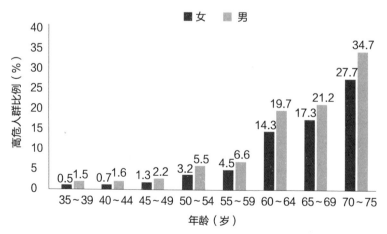

男性和女性各年龄组的心血管疾病高危人群占比

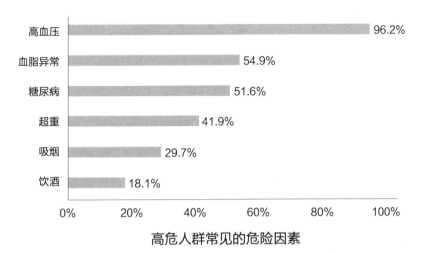

高危人群常见的危险因素

我们常说的"三高"，占总高危人群的23.3%。在男性中，高血压和吸烟是最常见的成对危险因素（20.7%），而高血压和糖尿病则是女性中最常见的成对危险因素（23.6%）。

相比高危人群数以万计的数目，患者使用药物控制疾病的比例则只能用"少得可怜"来形容。他汀类药物和阿司匹林是最常见的用于预防和治疗心血管疾病的药物，但在我国高危人群中，服用他汀类药物的比率只有0.6%，服用阿司匹林的比率只有2.4%。即便是在"三高"人群中，接受他汀类药物和阿司匹林治疗的比例也分别仅有1.3%和2.9%。

从以上这些数据来看，在心血管疾病防治的攻坚战中我国仍然处于劣势，而且，随着人口老龄化加剧，以及高血压、糖尿病和吸烟等危险因素越来越普遍，中国人心血管疾病的负担将会越来越重。但是，我们可以通过科普宣传让不知道自己是高危人群的人了解事实，让不懂预防的高危人群学会预防，这些就是控制疾病的关键。

如果你想知道自己是否属于高危人群，只要拿起智能手机下载"心脑血管风险评估"APP（该APP由国家心血管病中心给予学术支持），输入你的健康资料，就可以查看到你的心血管病10年风险和终身风险。如果你属于高危人群，比如高血压、糖尿病、血脂异常患者，就应该进行积极干预，控制上述危险因素。

健哥说

> 虽然，我国心血管疾病高危人群数目庞大，预防和治疗药物的使用率低得可怜。但是，从另一个角度来看，降低心血管疾病风险，我们能做的事情很多，降低空间还很大！我们要让更多人了解自己的身体情况，要让更多的高危人群积极采取措施进行预防。星星之火，足以燎原！

3 比身体健康更重要的是心理健康

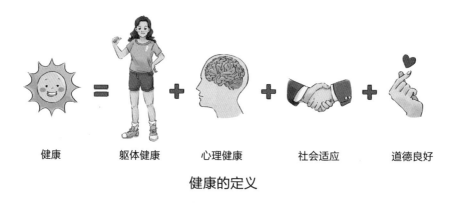

健康 ＝ 躯体健康 ＋ 心理健康 ＋ 社会适应 ＋ 道德良好

健康的定义

世界卫生组织将"健康"定义为：躯体健康、心理健康、社会适应和道德良好。也就是说，一个真正健康的人，不仅仅是指身体没有疾病，心理也应该是健康的。心理健康影响着我们的认知、感受和行为，同时也帮助我们处理压力，与他人相处，进行决策。心理健康事关个人幸福、家庭和睦以及社会和谐。

躯体健康和心理健康之间存在着密切的关联，比如，消极情绪会导致免疫力下降；而慢性疾病患者合并抑郁、焦虑等心理疾病的可能性比普通人更高。一项荟萃分析显示，抑郁症人群发生冠心病的概率是没有患抑郁症人群的 1.5 ~ 2.0 倍，同时，冠心病合并抑郁症的患者，长期发生心血管事件的风险是单纯冠心病患者的 2.0 ~ 2.5 倍。

如果你认为心理健康问题离你还很远，那就错了！2019 年 2 月，国际权威杂志《柳叶刀》的精神病学子刊发表了中国精神卫生调查报告，该报告指出，我国心境障碍、焦虑障碍、酒精或药物成瘾、精神分裂症、进食障碍和冲动控制障碍六大类精神障碍的终生患病率为 16.6%，换句话说，我国 1/7 的居民在一生中将发生至少一种精神障碍疾病。

其实，大多数存在心理健康问题的人都可以通过治疗而好转或康复，而好转或康复的第一步就是寻求专业帮助。但迈出第一步是比较困难的，不少人认为，求助于专业人员就等于承认自己有精神病，这是错误的！

出现心理问题积极求助，是负责任、有智慧的表现。求助于专业人员既不等于有病，也不等于病情严重。相反，往往是那些心理比较健康的人更能够积极求助，他们更勇于面对问题、主动做出改变、对未来持有更乐观的态度。

如若发现自己可能有心理问题，你可求助于医院的相关科室、专业的心理咨询机构或社工机构等，以寻求专业的评估和诊断、接受心理健康教育、获取心理健康知识，最终通过心理咨询、心理治疗或药物治疗等方法，让心理问题得到缓解乃至康复，从而更好地承担家庭责任和社会责任。

社会在飞速发展，人们在追求躯体健康的同时，却忽视了心理健康的重要性。在我国，心理健康疾病的患病率很高，但是，确诊和接受治疗的人数却很少，一旦出现心理问题，寻求专业帮助才是负责任、有益于健康的做法。

大多数心理健康疾病患者，通过专业的治疗可以缓解症状乃至康复。我们应该更多地了解心理健康知识，重视并积极解决心理问题。

健哥说

4 向死而生的哲学思考

前一阵，我国台湾一位名人接受"安乐死"的临终视频，引发大众对于"尊严死"的关注。

不可否认，在我国大陆，"死亡"仍是一个禁忌的话题，大家普遍会把它看作是一个"私人"的问题，应该关起门来在家里说。对"人终有一死"避而不谈，是大多数家庭对死亡的态度。因此，在死亡来临时，常常不知如何去面对死亡，如何去接纳死亡。

在医院工作的人，由于面对的重症患者多，所以有更多的机会见证生离死别。面对死亡威胁，有的人不知所措，有的人徘徊彷徨，有的人抱憾而去……仅有小部分人镇定从容。

最近收治的一位患者给我留下了深刻的印象。

患者赵阿姨是因心肌梗死收住院的，除了复杂的冠脉病变之外，她还有慢性肾病和糖尿病，需要接受手术，但手术风险比较高。

是否决定手术？她和老伴张伯伯一起商量，两个人却是截然不同的态度。张伯伯是位退休教授，可能出于职业的严谨性，对是否手术很是犹豫；相反，赵阿姨却很淡定，亲自拍板决定接受介入手术。

在进入导管室接受手术前，赵阿姨还嘱咐刚赶到医院的小儿子，让他赶紧把昨天看好的学区房买下来。

我很好奇，为什么赵阿姨在面对生死的时候，能从容做出决定，难道她对即将进行的手术一点都不紧张吗？在手术顺利结束后，我问了赵阿姨，她笑了笑，跟我说："我心脏不好，不是一两天的事了，肾脏不好也很久了，多活一天就是多赚一天。所以，有希望就要抓住，不想留遗憾。"

有人说过，出生是偶然的，死亡是必然的。死亡是我们每个人都绕不开的话题，但像赵阿姨这样能看淡生死的人并不多。

走向"死亡"这个必然，可能是一个漫长而痛苦的疾病，也可能是一场突如其来的事故，还可能仅仅是身体衰老的自然结果，"路途"各异，但结局都是相同的。

虽然不知道死亡会在什么时候到来，但是，我们要知道，那是人生旅途的终点站。就像一部电影，有序幕，有高潮，也有尾声，如果电影足够完整，还可以有个谢幕。所以，生和死，都应该以平常心态面对。

而我们之中更多的人，从未想过"死亡"意味着什么，只有在罹患恶疾之后，才会感觉自己与死神是如此接近；也只有在与死神如此接近的时候，才能放下身外的一切，去思考人生的本质。

在一些人看来个人成就已经到达"人生巅峰"的李开复，于2013年9月确诊了淋巴瘤。虽然叫"瘤"，但这其实是一种血液系统的恶性肿瘤。17个月后，他把抗癌经历和人生感悟写进了著

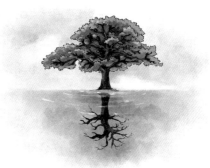

作《向死而生：我修的死亡学分》。

书中描述了这样一个细节：在患病前，繁忙的工作之余，作者虽然一放假就去陪伴母亲，但4周的假期，却只陪了母亲5天，他就认为是完成任务了。而在患病后他才惊觉，自己是多么的冷漠。从小到大，母亲是最疼爱他的，即使心里不舍，也要送他到美国接受更好的教育；即使言语不通，每年也会到美国陪读半年。而成年的他，却用如此敷衍的方式向失忆的母亲表达"孝顺"。

我想，作者对母亲、对家庭的愧疚之心一直都有，只是在他的日程表中，永远有更重要的一项待办日程；而当真正面临死亡时，日程表已然作废，人生真正重要的事情才显现出来。

所以说，对死的思考从某种意义上也是对生的思考，只有了解死亡，才会了解活着意味着什么。德国哲学家马丁·海德格尔在著作《存在与时间》里面提出"死"和"亡"是两种概念：死，可以指一个过程，人从一出生就在走向死的边缘，我们过的每一年、每一天、每一小时，甚至每一分钟，都是走向死的过程，在这个意义上人的存在就是"向死"的过程。而亡，指的是亡故，是一个人生理意义上真正的消亡，是一个人走向死的过程的结束。

面对死亡，不是让你沉溺于不可避免的"亡"这个结局无法自拔，而是希望你能用正面的态度对待"死"这个过程，不要留有遗憾：在拥有健康时要倍加珍惜，在患上疾病时要积极治疗、努力康复，做好面对死亡的心理建设，在真正面对死亡时能从容地接受和做好安排。

这就是马丁·海德格尔提出的生命意义上的倒计时法——"向死而生"。让生命开始倒计时，去珍惜生命中的每分每秒，提高生命的质量和长度，激发出对待生命的积极进取意识和内在活力。

向死而生，会让我们不因一时的得失而愤懑，不因眼前的利益而烦恼，不因面临的问题而纠结，会让我们以更大的格局、更宽广的视野去面对生命。

真正了解了死亡，你会明白，既然意外和明天不知道哪个先来，那么此刻的健康，更值得我们好好把握！

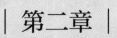

第二章

"心事重重"
的冠心病

1 人人都有一座"豪宅"——心脏结构和功能

心脏每天一刻不停地跳动，但是，你知道它每天做多少工作吗？按照心率每分钟 75 次计算，每天搏动 108 000 次，每搏输出量为 60 ~ 80 毫升，按 75 毫升计算，24 小时泵血量为 8 100 升，叠加在一起约为 8 吨。很难想象，一个像我们拳头大小的心脏是怎样完成如此高强度的工作的呢？这首先要归功于心脏精妙的结构。

心脏位于我们胸部的正中偏左，外表像桃子一样，上面宽、下面窄，最底下还有一个小尖。从外面看它的体积虽然不大，但实际上却是一座有 4 居室的"微型豪宅"。平常我们说房子好不好，得看房子的格局以及地板、墙面、大门，还有水、电的装修，心脏也一样，下面我们一个一个详细说。

心脏有 4 个房间，左边有两间——左心房和左心室，右边也两间——右心房和右心室。每个房间的墙体是由肌肉组成的，心房呢，肌肉薄、力气小，负责"回收"身体各处流回心脏的血液；心室这两个房间，肌肉厚，有

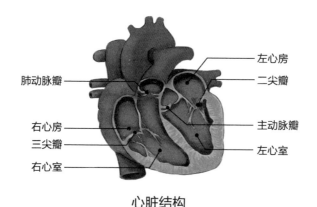

肺动脉瓣

右心房

三尖瓣

右心室

左心房

二尖瓣

主动脉瓣

左心室

心脏结构

"劲"儿，它负责把血液"往外泵"。血液进出房间需要经过单面开放的"大门"，也就是"心脏瓣膜"。心脏肌肉和瓣膜相互配合，把静脉血回收到心脏，又把动脉血泵出去。

心脏之所以会主动承担"抽吸和泵出"血液的繁重任务，是因为有"电路"的指挥。在右心房的"墙壁"内部，有个叫"窦房结"的结构，窦房结发出的电信号，沿着心脏的"电路"系统传到 4 个房间的心脏肌肉，指挥心房和心室的收缩和舒张。可以说，窦房结就是心脏的司令部。

心脏泵血可以给全身提供氧气和养料，那么心脏本身所需的氧气和养料又从哪里来呢？得靠这座豪宅的"水路"——为心脏输送营养的"总管道"，也被称为"冠状动脉"，它分为左、右冠状动脉，冠状动脉和它的分支负责给心脏 4 个房间提供能量。

健哥说

本篇从一个静态的角度来介绍心脏这座豪宅的结构，心脏分为左、右心房和左、右心室 4 个房间：由窦房结发出指令，通过"电路"系统指挥 4 个房间的心脏肌肉进行收缩或舒张。而心脏肌肉的运动能量是依赖冠状动脉输送氧气和养料到达细胞而生成的。

2 心脏"豪宅"如何运转

上篇介绍了心脏的结构，把心脏比喻成有 4 个房间的"豪宅"，现在该说说这座"豪宅"是怎么给身体各处输送氧气和养料的。

　　氧气需要血液来承载、运送，血液从心脏泵到身体各处，承载的氧气从多到少，也就是从动脉血变成静脉血的过程；而当血液被回收进心脏时，承载的氧气又从少到多，也就是从静脉血变成动脉血的过程。

　　先来讲动脉血是如何变成静脉血的。

　　当心脏收缩时，左心室把颜色鲜红的动脉血泵了出去，从大动脉流到小动脉，把氧气和养料送到各个器官和四肢肌肉，成为各个器官运转和四肢肌肉运动的能量合成来源。我们可以把血液想象成一辆货车，氧气是它运送的货物。当氧气在各个器官和四肢肌肉下车后，器官、肌肉代谢出来的二氧化碳上了车，动脉血就成了颜色暗红的静脉血。这时候，由于心脏舒张的吸力作用，静脉血从小静脉到大静脉，最后回到了右心房。这样，身体就完成了一次氧气交换到组织、器官的过程，也就是人体消耗氧气的过程。我们把这个过程称为体循环。

　　那么静脉血又是如何变成动脉血呢？

　　回到右心房的静脉血，顺势流到了右心室，在心脏收缩时，右心室把这些静脉血泵入肺部。在肺部，我们呼吸时，吸入的氧气会穿过毛细血管，坐上血液专车；与此同时，静脉血里的二氧化碳，也从专车下来，回到肺部，并顺着呼气离开人体。搭载了氧气的血液，又变回了动脉血，在心脏舒张的吸力下，回到了左心房，顺着瓣膜进入左心室。这样，身体就完成了氧气进入体内的过程，也就是给人体补充氧气的过程。我们把这个过程称为肺循环。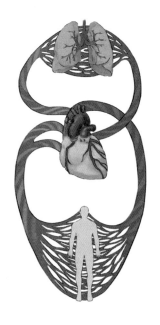

　　有些朋友已经看出来了，左心室搏出的动脉血又会进入消耗氧气的体循环过程。我们的身体就是这样循环往复，以血液为载体，把氧气源源不断地输送到身体的各个部位。在这个过程中，心脏里的 4 个瓣膜起到了重要作用，它们都是单向开放的大门，使血液只能单向流动，防止血液倒流。

健哥说

在人体的循环过程中，血液是输送氧气的车辆，肺部就是加氧站，把静脉血变成动脉血，而心脏，会把富含氧气的动脉血，再分配到全身各处。

3 你的"心"事我知道——冠心病的成因和危害

前面我们谈到心脏的结构，现在就来说说冠心病。为什么了解和认识冠心病很重要呢？因为它有致命性。我们知道癌症是致命的，但其实，由冠心病导致的死亡人数比所有癌症导致的死亡人数的总和还要多，冠心病是全球第一的死亡原因。

但是，我们也不能因此丧失信心，因为冠心病是可防、可控的！借鉴美国的经验，2015 年美国冠心病死亡率比 2005 年下降了 34.4%，发病率也有大幅下降，这是由于美国"全民冠心病科普教育和预防措施"的推行起到了重要作用。因此，在我国加强冠心病的科普教育，也会对冠心病的防治起到积极作用。

要防治冠心病，首先得清楚什么是冠心病。冠心病的全称是"冠状动脉粥样硬化性心脏病"。前面提到，冠状动脉是专门为心脏输送营养的血管，那么，粥样硬化是什么呢？这要从血管的结构说起：我们的动脉壁由 3 层膜组成，分别是外膜、中膜和内膜，三层各司其职，又紧密结合，才能保证血液在血管中顺畅地流动。

高脂血症、高血压、糖尿病或者吸烟等危险因素，会损坏血管内膜结构，使血液中的血脂增多。血脂容易沉积到血管内膜，并且会找准内膜的薄弱地方钻进去，同时，吸引血液中的炎症细胞来到这里，和血脂一起发生化学反应，长年累月后，变成黏稠的"小米粥"样的斑块，这时，血管内膜包裹着斑块，就像在血管内鼓起了一个饺子。随着时间的推移，"饺子馅"越来越多，占据血管腔的体积就越来越大，血管腔就会越来越狭窄，而弹性也会越来越差，这就是"动脉粥样硬化"。

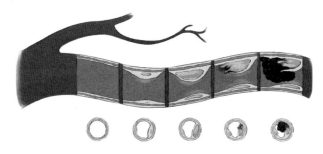

动脉粥样硬化的过程和血管慢慢变窄

冠状动脉出现粥样硬化，会有两种后果。首先是血管狭窄导致供应心肌的血流减少，心肌得不到足够的血液供应，会出现胸痛等心肌缺血的症状；另外是由于"饺子馅"越来越多，"饺子皮"被撑得越来越薄，哪天"饺子皮"突然破了，"馅"从里面掉出来，就形成了血栓，堵住血管，造成心肌梗死，甚至猝死。

健哥说

冠心病是由于血脂的聚集，导致斑块的形成，冠状动脉血管管腔逐步狭窄而引发的心脏病。通常表现为心绞痛，若斑块破裂还可以导致致命的心肌梗死。但是，你知道吗？有超过九成的心梗是可以预防的，至于怎么预防，可以参考本书第十章内容。

4 老王的烦"心"事——细说冠心病症状

经常有患者问我，刘大夫，什么是冠心病的典型表现，我们在日常生活中又该如何识别呢？本篇先给大家分享我朋友老王的故事，当然，这位老王并不住在我隔壁。

老王今年五十多岁，自己做点生意，经常要陪客户吃吃喝喝，还时常抽烟。每次见他，啤酒肚都比上次更大。再一问，早就三高了。哪三高？就是高血压、高血糖、高血脂。我经常劝他少喝酒，把烟戒掉，来查查心脏，他每次都说自己没事，不用检查。

前几个月朋友圈晒步数火了起来，老王也想赶赶潮流，打算每天上班爬爬楼。可还没爬到三层，他就感觉嗓子紧得就跟被人掐着似的；胸口就像压着块大石头，喘不过气；而且胸口连着胳膊，胳膊连着后背，哪儿都不舒服。但他一进办公室，在沙发上躺一会儿，又没事了。

一开始，老王也没在意，觉得可能是年龄大，缺乏运动，估计是小毛病，挺挺就能过去。后来听身边很多人说，硝酸甘油这小药丸，管胸口疼挺好使。老王自己买了一瓶，不舒服就在舌下含上两粒，过上几分钟就好了。

这天下班，回家那条路特堵，老王干脆扔下车，走路回家。锻炼

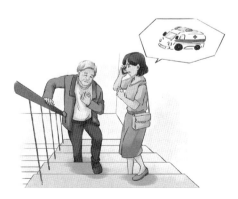

冠心病的典型胸痛

嘛，就该坚持！可是一层天桥还没爬上去，胸口疼又犯了。老王赶紧掏出硝酸甘油吃上，过了几分钟终于好点了，但身上像虚脱了一样没劲，在楼梯上坐了半天才缓过劲儿。

老王赶紧给我打了个电话，告知我情况。我一想，多半是冠心病在作祟，让他赶紧来检查一下。老王平时不听劝，这回却马上表示："健哥，我明天就找你看病去！"

大家猜，老王这是怎么了？

在说老王的问题之前，我们先来看看什么是冠心病。我们可以把心脏想象成一个不停工作的泵，每时每刻把血泵到身体各个部位，而这个泵也需要源源不断的能量来支持。专门给心脏供血供氧的血管叫作冠状动脉，它是给心脏输送能量的管道。而冠心病呢，就是给心脏输送养料的冠状动脉出现了狭窄，或者被堵住了，这时心脏会缺血缺氧，引发心绞痛，也就是我们常说的胸痛。

胸痛往往是突然发生的，最典型的部位是在心前区，也就是我们的胸口偏左的部位。这种疼痛常常是压榨性的，患者会说像"胸口压了块石头，喘不上气"，有窒息感，觉得像"被卡住了脖子"；有些患者还有烧灼感，"嗓子里面火辣辣的感觉"。胸痛一般持续 3～5 分钟，如果持续超过半小时就有可能演变成心肌梗死。

老王是在爬楼梯之后出现胸痛，这是一个很典型的由于运动劳累诱发心绞痛的例子，其他例如吃得太饱、着急上火、着凉或者喝酒，也可能诱发。因为这些活动会增加身体的耗氧量，导致心肌缺血。

这种胸痛还可以放射到身体其他部位，比如左肩膀、左胳膊、咽部、下颌等等。这些部位和心脏是由共同的神经支配的，因此，如果这些部位出现疼痛，我们也要警惕冠心病。

发生胸痛时，还可能伴随着心慌、恶心、呕吐、大汗等症状，这些称为伴随症状。

健哥说

冠心病的典型表现有：

1. 在劳累、饱餐等诱因下出现胸痛。
2. 胸痛位置在心前区，也就是我们胸口偏左的部位。
3. 胸痛呈压榨性、憋闷或烧灼感。
4. 胸痛持续 3 ~ 5 分钟，休息或含服硝酸甘油后可以缓解。
5. 胸痛向左前臂放射。
6. 伴有心慌、大汗淋漓等症状。

5 冠心病都要做哪些检查

最近有患者来门诊跟我抱怨，得了冠心病，干嘛要做这么多检查？仅抽血就好几管，还要做心电图、超声心动图、甚至冠脉 CT 扫描，等等，这些检查有什么用处？能不能少做点呢？本篇就来说一说。

冠心病患者需要做的检查分为三类。

第一类 ● 化验检查：像抽血、验尿这样的需要取一些标本做的检查。

第二类 ● 无创检查：包括心电图、动态血压监测、胸片、超声心动图等心电记录或者影像检查，这些检查都是无创伤的，对人体无伤害或影响较小的检查。

第三类 ● 有创检查：如冠脉造影，这种检查需要进行有创伤性的操作，如穿刺动脉，插入导管，等等。

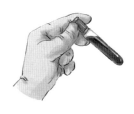
化验检查

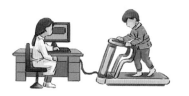
无创检查

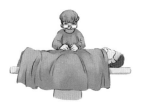
有创检查

冠心病患者常用检查

有些患者会问，既然有化验检查和无创检查，还有必要做有创检查吗？对医生来说，不同的检查方法可以从不同的角度来观察疾病的情况。

化验
检查

一般针对肝肾功能、血脂、血糖这几类指标，帮助医生了解患者是否存在危险因素以及治疗药物的控制效果。

无创
检查

是以心电检查或无创影像来间接判断疾病的严重程度，像心电图可以看出是否有心律失常、心肌缺血或心梗；动态心电图和动态血压监测可以观察 24 小时心电和血压的变化；胸片可以看心影的大小；等等。

有创
检查

比前面两种检查更为直观，能"看"到病变的动态影像，比如冠脉造影，可以看到冠脉是否狭窄，更有利于精准施策。

健哥说

只有通过合适的检查，医生才能从结果中抽丝剥茧，选择对疾病最有效的治疗方法。当然，医生会尽量坚持先无创后有创、避免过度检查的原则。

6 治疗冠心病：介入、搭桥、药物哪种更强

这篇来聊聊很多冠心病患者关心的问题——冠心病治疗策略的选择。

冠心病，全称是冠状动脉粥样硬化性心脏病，是指冠状动脉粥样硬化病变使冠状动脉狭窄或阻塞，进而造成心肌缺血、缺氧或坏死而导致的心脏疾病。我们常说治疗冠心病有"三驾马车"，就是指药物治疗、冠脉介入治疗和冠脉搭桥治疗这 3 种方法。

冠脉介入治疗像是一种"内功"，它是将球囊或者冠脉支架经治疗导管送达冠脉病变处而"发力"：通过扩张、支撑冠脉等方法，开通狭窄或闭塞的冠状动脉，从而达到改善或恢复心肌供血的目的。而冠脉搭桥手术更像一种"外功"，把患者自身的一根血管（动脉或者静脉）当作"桥梁"，绕过冠脉狭窄或者阻塞的那一段，将近端和远端的冠脉搭（吻合）在一起，从而改善或恢复心肌供血。

说到这里，大家应该能发现，无论是冠脉介入治疗，还是冠脉搭桥手术，都是针对冠脉狭窄或者堵塞病变的局部治疗方法，殊途同归。

那么，药物治疗又处于什么地位呢？我想，药物治疗应该属于"基本功"，就像练武的"扎马步"一样，是所有"内功"和"外功"的基础。如果不进行药物治疗，那么，冠脉介入治疗和冠脉搭桥术就只是空中楼阁，失去了根基。

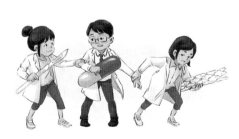

冠心病的治疗药物分为改善症

介入、搭桥、药物哪种更强

状和改善预后两大类。改善症状这类药物可以改善心肌供血、缓解心绞痛。而改善预后这类药物是针对造成动脉粥样硬化的原因，如高血压、高血脂、糖尿病等，进行治疗。通过药物控制这些危险因素，有可能延缓或阻断冠脉病变的进程，从而预防心血管事件的发生。

有些患者会问，这些治疗冠心病的"内功""外功"和"基本功"，究竟哪种"功力"更强呢？我想说，这在武侠世界里尚且没有定论，更别说在个体化的冠心病治疗策略里了！患者需要接受哪种治疗方法，应该基于冠脉病变的特点、患者病情的轻重，以及患者的合并疾病等情况而决定，没有哪个强哪个弱之分，适合你的就是最强的！

健哥说

目前冠心病的治疗方法主要有 3 种，分别是药物治疗、冠脉介入治疗和冠脉搭桥手术。其中，介入治疗和搭桥手术都是直接针对冠脉病变进行的有创治疗方法，而药物治疗是冠心病治疗的基石，无论是介入治疗还是搭桥术，术后都需要长期服用药物辅助治疗。冠心病治疗应首选无创的药物治疗和生活方式疗法，有创治疗一般仅适用于严重病变挽救生命之需。

7 冠心病患者阿司匹林一定要终身服用吗

阿司匹林，应该是应用最广泛的预防心脑血管事件的抗血小板药物了，可是近来不少患者向我咨询，阿司匹林一定要终身服用吗？长期服用阿司匹林，副作用会不会很大？今天就这个问题来详细讲一讲。

阿司匹林需要服用多长时间和它的作用是分不开的，服用阿司匹林的主要目的是预防发生心肌梗死等动脉血栓事件。动脉血栓是一个非常复杂的过程，简单来说，是因为动脉内血流较快，动脉血管内皮发生粥样硬化后，斑块容易受血流冲击破损，这时，血小板收到命令被激活，然后聚集到破损的部位，长此以往、越聚越多，将会阻塞血管，导致血流中断，从而发生心肌梗死。血小板聚集的过程需要一系列的化学反应来触发，而阿司匹林就是通过抑制其中的一种酶来抑制血小板的活化和聚集。

虽然单次服用小剂量阿司匹林已足以抑制人体内现存血小板的活性，但人体每天会有 10% 左右的新生血小板，因此需要每天服用阿司匹林来保证新生血小板功能受到抑制。动脉粥样硬化相关的血栓栓塞性疾病是不断进展、并最终可能累及全身动脉血管的疾病，随着年龄增大其风险也会逐步增加。研究显示，除非因为手术或发生出血并发症而不得不停用阿司匹林，否则，对于动脉粥样硬化相关性疾病患者擅自停用阿司匹林将会使心脑血管事件风险增高 37%，这些患者停用阿司匹林后 1 年内，每 74 人中就会有 1 位发生 1 次心脑血管事件。

那么，长期服用阿司匹林会不会有严重的副作用呢？服用阿司匹林确实有一定的副作用，包括消化道溃疡甚至出血、牙龈出血、皮肤黏膜出血、鼻出血等出血风险，以及少见的过敏等不良反应。

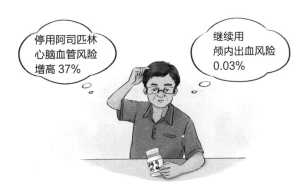

停用阿司匹林的风险和阿司匹林的副作用

由于阿司匹林应用广泛，不良反应的预防和应对也有充分的研究。在服用阿司匹林之前，医生将为你评估消化道损伤的风险，如果风险较高，会给你采取相应的预防措施，比如应用质子泵抑制剂等。在服用阿司匹林期间，也需要患者留意是否出现胃肠道以外的副作用。另外，服用肠溶剂型阿司匹林可以减少胃肠道刺激，小剂量阿司匹林（50～100mg/天）的疗效和安全性最佳。

至于出血风险，阿司匹林导致的出血大多属于轻微出血，阿司匹林引起颅内出血的绝对风险仅为 0.03%，换句话说，每 3 333 例接受阿司匹林治疗的患者，每年可能发生 1 例颅内出血。利弊权衡，相对于阿司匹林预防心脑血管事件的获益，这些不良反应的风险应该是可以接受的。

当然，没有阿司匹林使用指征的患者也不建议自行服药，尤其是高龄人群。

健哥说

阿司匹林是目前临床上用于防治心肌梗死和缺血性卒中最重要的药物之一。由于动脉血栓事件的风险长期存在，以及阿司匹林优秀的抗血小板作用，冠心病患者需要终身服用阿司匹林。医学界对阿司匹林的不良反应已进行深入的研究并有应对的策略。具有服用阿司匹林适应证的患者不应无故停药，避免自己的生命健康受到威胁。

8 冠心病患者要"武装"到牙齿？真的

你是否经常出现刷牙出血、口臭？牙缝是否越来越大，甚至牙齿松动、脱落？如果是的话，你有可能是中重度慢性牙周炎。

大家不用怀疑，这里不是牙科的广告，本篇要说的是，冠心病患者应该"武装"到牙齿！"武装"到牙齿指的是应该积极治疗牙周病，这对冠心病的预防和治疗也很有帮助。

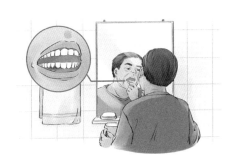

牙周炎与冠心病的关系

大家都知道，高血压是冠心病发病的危险因素，高血压患者发生冠心病的风险大约是血压正常者的 4 倍。但你知道吗？牙周病患者发生冠心病的风险也比健康人高将近 3 倍！而且研究还发现，急性心肌梗死患者的牙周健康状况比健康人差很多，大多有慢性牙周炎等牙周病。而有效治疗牙周病，能让冠心病患者的指标好转，从而降低冠心病患者的病死率。

可是朋友们很不理解，离心脏那么远的牙周生病，如何能引发冠心病呢？研究发现，在冠状动脉斑块和血栓中能检测出牙周炎的致病菌，这说明牙周局部的细菌，可以通过血液来到冠状动脉，并且"安营扎寨"，在冠状动脉的局部引发炎症反应。这个炎症反应会促进动脉粥样硬化的形成，从而引发冠心病甚至心肌梗死，所以牙周病本身可能导致冠心病。这下你知道冠心病患者为何要"武装"到牙齿了吧。

健哥说

牙周病是冠心病的危险因素，冠心病患者和牙周病患者都应该提高警惕。冠心病患者需要定期进行口腔检查，积极防范牙周炎；牙周炎患者在积极治疗牙周病的基础上，还要注意是否有胸痛、胸闷的表现。

9 怎么吃才算"低脂饮食"

正所谓"头伏饺子二伏面",相信大家现在不会单吃一碗清水面,肯定还得来点肉卤吧,像我就特别爱吃老北京炸酱面。但这碗老北京炸酱面,可能还真不一定符合冠心病患者"低脂饮食"的要求,那怎样才能符合"低脂"的要求呢?本篇就来聊聊这个话题。

在我们的食物中,脂肪有3种,分别存在于烹调食用油、天然脂肪和加工食品中。要实行"低脂"饮食,这三种脂肪都得"低",我为大家总结了以下3点。

第一 ● **烹调用油有讲究**

冠心病患者每人每天的烹调用油总量应该控制在 20～30g,大家可以购买限油壶来帮助控制用油量。

在家里吃饭,我们可以自己调整用油量,但是如果出去吃饭的话,就比较难控制了。不过这也可以自己灵活调整,比如这顿吃的油多了,下一顿就少吃点,相信大家是可以做得到的。

那么在家里烹调用什么油呢?建议你尽量选用橄榄油、菜籽油、玉米油等植物油,可以经常更换烹调用油来获得更多的营养素。

第二 ● **天然脂肪要会选**

鱼类脂肪含量相对较低,且不饱和脂肪酸较丰富,对预防血脂异常和心血管疾病等有一定作用，可作为首选。禽类脂肪含量也相对较低，其脂肪酸组成优于畜类脂肪，应先于畜肉选择。畜肉中的脂肪含量较高，且多为饱和脂肪酸，摄入过多会导致肥胖、心血管疾病，应当选用瘦肉，少吃肥肉。

第三 · **加工食品看成分**

你知道吗？沙拉酱、巧克力、膨化食品、饼干、腌肉、甜品、方便面、起酥面包，这些食品的脂肪含量都在 20% 以上，建议大家少吃或不吃。

特别是加工食品中的反式脂肪酸更要警惕。反式脂肪酸是一类具有特定化学结构的不饱和脂肪酸，它不仅便宜，而且能使食物味道更好，保质期更长，但研究证实，反式脂肪酸会影响心血管健康，应该摄入越少越好，限量是每天要少于 2g。

哪些食物中含有反式脂肪酸呢？常见的有酥皮糕点、蛋糕、饼干，等等。反式脂肪酸常常披着各种"马甲"出现，比如氢化 × × 油、部分氢化 × × 油、起酥油、酥皮油、植物黄油、麦淇淋，等等。那我们怎么能知道呢？告诉大家一个窍门，就是要看营养成分表。

我国要求所有的加工食品都需要标明脂肪和反式脂肪酸的含量，所以，看看营养成分表就一目了然了。

健哥说

在平常吃的食物中，有 3 类脂肪。"低脂饮食"应该这样吃：烹调用油最好用限油壶控制在每人每天 30g 以下；天然脂肪可以挑选坚果、深海鱼等；如果要吃加工食品，最好挑选营养成分表中不含反式脂肪酸的食物。

📑 延展阅读

常见加工食品中的脂肪含量

食品	脂肪含量（每100g）	食品	脂肪含量（每100g）
沙拉酱／蛋黄酱	37.3g	腌腊肉制品	21.8g
巧克力及制品	34.7g	糕点／甜点	21.6g
膨化食品	25.2g	方便面	21.0g
饼干	24.0g	起酥面包	19.0g

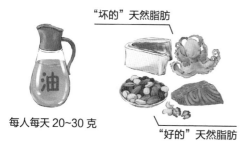

每人每天 20~30 克

"坏的"天然脂肪

"好的"天然脂肪

项目	每 100 克	营养素参考值 %
能量	…	…%
蛋白质	…	…%
脂肪	…	…%
反式脂肪酸	…	…%
碳水化合物	…	…%
钠	…	…%

"低脂饮食"三要点

深阅读

听诊器简史

一提起医生，大家肯定会想到白大褂和听诊器，这是医生的标配嘛！而说起听诊器，其实还挺神奇的，只要把它放在患者的胸口，就能清晰地听到心脏的跳动，这么巧妙的仪器究竟是谁发明的呢？

时钟回拨 200 多年，在 1816 年的某天，雷奈克医生被请到法国巴黎一个贵族家里出诊。初步看来，生病的这位小姐可能是心脏有问题，需要听心音来确诊。

可面对体态丰盈的小姐，雷奈克医生踌躇了，要像平常那样把耳朵贴在小姐的胸部听诊，显然不合适；另外，他也担心过厚的脂肪层会影响听诊效果。

灵机一动，雷奈克医生找来一张硬纸卷成筒状，一端放在小姐胸前，自己耳朵贴在另一端，那一刻，他听到心脏跳动的声音，比以往任何一次都清晰。

这个硬纸筒就是医用听诊器的雏形，让临床医学成功地前进了一大步。

受到硬纸筒的启发，雷奈克马上定制了一根空心木管，长度为30cm，直径2cm，分为两段，通过螺纹旋转连接，这就是世界上第一个"木质听诊器"。因为外形像笛子，被称为"医生的笛子"。

后来，雷奈克又做了许多实验，不断改良，最后，确定用喇叭形的象牙管接上橡皮管做成"单耳听诊器"，效果更好。

凭借听诊器的帮助，雷奈克在胸腔疾病的诊断方面卓然于众。1819年他将诊断经验撰写成医学史上重要的著作《间接听诊法》。这本书以及随书附赠的听诊器，使间接听诊法和听诊器在欧洲被广泛认知。听诊器成为了医生的重要辅助工具，雷奈克也被后人尊为"胸腔医学之父"。

随后，听诊器得到不断的改良和创新，最终成为了今天的样子。现在，还有电子听诊器、智能听诊器等先进的医疗工具，它们克服了噪声问题，具有声音放大效果，能够捕捉很多微弱且难以辨别的听诊音，有些还能保存和辅助分析听诊音。

虽然，现在医学影像检查技术已有长足的发展，但是，听诊器仍然是不可取代的。听诊器不仅能够获得影像检查不能获得的信息，同时，它还是医患交流的一种方式。一般情况下，医生会在手中把听诊器捂热，再放到患者的胸前听诊，在温度传递的同时，也是关爱的传递。

有一种痛，像风一样

53 岁的老赵是典型的"成功人士"，他坚信生意只能在酒桌上才能谈成。前两周的一个晚上，老赵突然觉得大脚趾钻心地疼，疼得他睡不着，自行服了止疼药感觉好些。由于没有其他症状，而且几天后脚趾也不疼了，老赵就没放心上。

可是前天晚上，脚趾又开始疼，而且这次大脚趾又红又肿的，老赵急忙来到了我们医院就诊。你猜老赵这是怎么了？

也许你已经猜出来了，老赵是患上了"富人的关节炎"——痛风。英国著名漫画家詹姆斯·吉尔瑞在 1799 年发表的名为《痛风》的漫画，将痛风描绘成一个正在啃噬人脚的黑色魔鬼，形象地表现出痛风患者的痛苦。痛风就像它的名字一样，来得快，去得也快，通常持续一个星期左右。本篇我们来聊聊这种来去如风的痛。

痛风是由于血尿酸过高，导致在关节内形成尿酸盐结晶而引起的关节病。

常常表现为足部大脚趾、足背、足跟等部位出现明显的红、肿、热、痛。为什么尿酸盐结晶大多出现在足部呢？这跟我们古代制盐的原理一样，春天把池水放进盐池，由于温度高，盐溶解度大，等到秋天，借助风和太阳的蒸发作用，自然生成食盐。在人体内，离心脏近和肌肉多的地方就像春夏，温度高；而远离心脏又缺乏能发热肌肉的手和脚，就像秋冬，循环慢，温度低。而足部的温度就更低了，血液到了这里，尿酸盐由于过饱和而析出，产生尿酸盐结晶，从而导致了炎症。

虽然，痛风发作通常在 1 周左右减轻，但是，如果不进行治疗，痛风会反复发作，而且会引发肾脏病变，严重者可出现关节破坏、肾功能损害，同时也常常伴发高血压、糖尿病、动脉硬化及冠心病等。

我国成人中，大约每 10 个人就有一个人患高尿酸血症。因此，高尿酸血症也被人们称作继"三高"（高血压、高血糖、血脂异常）后的"第四高"。

高尿酸血症的病因可分为尿酸生成增加、排泄减少和两者兼有这三种。最常见的四种诱发痛风发作的原因是：

·饮酒，无论是白酒、啤酒、黄酒还是洋酒，都会使血尿酸排泄减少、生成加快。

·食用过多嘌呤含量高的食物，嘌呤是生成尿酸的原料，摄入过多，血尿酸就会增高。

·着凉后关节局部温度降低，血尿酸容易在关节形成尿酸结晶而诱发痛风。

·剧烈运动、走路过多等导致下肢关节慢性损伤，白细胞增多，在尿酸刺激下导致无菌性炎症，从而诱发痛风。

本篇详细介绍了痛风的病因、危害和急性发作的诱因。高尿酸血症是痛风发病的根本原因，血尿酸升高与肾脏疾病和心血管疾病关系密切。增加尿酸生成，减少尿酸排泄将引起痛风发作。

甲状腺离心脏这么远，有关系吗

65 岁的老李患有高血压 3 年了，之前没得过心脏病，10 天前突然出现胸痛，多在晚上或者凌晨出现，每次持续 3 ~ 5 分钟，发作时还伴有胸闷、心悸等症状，休息后能缓解。老李听说高血压会导致冠心病，就到当地医院看病。医生给老李做了心电图，诊断为"冠心病、房颤、心绞痛"，并给老李相应的药物治疗。可是，老李服药几天后，症状不仅没有改善，还越来越重了。老李又来到我们医院做了全面检查，冠脉造影排除了冠心病的诊断。而从甲状腺功能的化验结果来看，老李患的是甲状腺功能亢进症。

老李和家属很疑惑，老李明明出现了心脏的症状，却是甲状腺的问题，甲状腺和心脏距离这么远，能有什么关系呢？

我们先来看看甲状腺有什么作用。甲状腺位于气管前喉结下方，呈"H"形，很像战争时使用的甲胄，又属于内分泌器官，因此称为甲状腺。

甲状腺虽然体积很小，但非常重要，它就像人体的内燃机，为机体生长、新陈代谢提供源源不断的动力，而这些作用的发挥有赖于由甲状腺合成、储存和分泌的甲状腺激素。心脏是甲状腺激素的主要靶器官，所以，当甲状腺功能异常时，心脏也会有相应的表现。

临床上常见的甲状腺疾病有：甲状腺功能亢进症（简称甲亢）、甲状腺功能减退症（简称甲减）、良性甲状腺结节和甲状腺癌等。我们具体来看看甲亢和甲减与心血管疾病的关系。

甲亢时，甲状腺激素分泌过多，身体代谢加快，心脏为了保持机体代谢正常，收缩就会相应加快，导致心跳加速、血压升高，容易引发心肌缺血缺氧。这时患者会有心慌、气短、胸闷等症状，心电图检查也可能有心动过速以及心肌缺血的表现。研究发现，甲亢患者合并房颤的发病率高达 13.8%。病情严重时还可引起心脏扩大、心力衰竭等病症，出现呼吸困难、水肿等症状或体征。

相反，甲减时，甲状腺激素分泌不足，身体代谢减慢，心跳减慢甚至过缓，严重者会导致心脏停跳；由于体内甲状腺激素分泌减少，降低了血脂的利用率，导致血脂升高，促进动脉粥样硬化，升高冠心病发病风险。另外，甲减时，会有一种黏液蛋白在全身各处沉积，不仅会引起四肢或颜面部的水肿，也会引起心脏的水肿，并且导致心包（就是心脏的外衣）积液，限制心脏的跳动，最终也会导致心力衰竭。

本篇介绍了甲状腺和心脏的关系，是不是有点颠覆想象？其实，我们人体器官都是相辅相成的，甲状腺分泌的甲状腺激素，能够维持人体正常的新陈代谢，但是，当甲状腺功能异常时，可以从多方面影响心脏的功能。因此，当身体出现胸闷、气短、心悸等症状时，要注意可能是甲状腺在作怪，这时，应该尽早就医，查明原因，对症治疗。

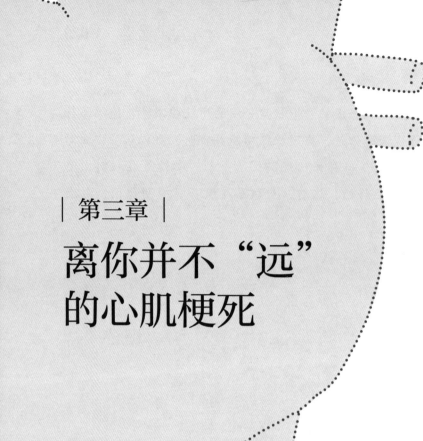

| 第三章 |

离你并不"远"
的心肌梗死

1 老张心梗了，是什么挽救了他的生命

不少人会问：如果发生心肌梗死，能治好吗？本篇来讲讲老张发生心肌梗死的故事。老张，是我们医院的常客。说不定，你在医院里还见过他。

老张的父亲，很多年前因急性心梗去世了。当时，老张对心梗、对急救一无所知，虽然接诊医院的医生们竭尽全力，但还是没能挽回他父亲的生命。

老张一直有个心结，如果能多了解点心梗，是不是父亲就不会死。从那天起，老张十几年如一日，骑着那辆破旧的二八自行车，天天到心内科里"跟班"工作，有学术会，他就去听；谁需要帮忙，他一准儿去搭把手。其实，我知道，这些年他过得肯定不好，也一直没从父亲去世的阴影里走出来。然而他知道了更多的医学知识，内心却越发愧疚，他常常问我："我爸当年要是早点送来，是不是就能救回来？"我却没办法回答他。

有一天，老张正帮我的同事李大夫搬资料去车库。刚到车库，东西还没放下，老张忽然就倒地了，脸色苍白。李大夫急忙蹲下，看呼吸、摸颈动脉脉搏，都没了，他毫不犹豫地开始心肺复苏，同时大声呼喊，呼叫援兵。

对濒死的心脏来说，时间就是生命！李大夫双手交叠，按压胸部！默数1、2、3、4……30！抬起下颌，人工呼吸！默数1、2！再按压30次！人工呼吸2次！……一个个循环过去，体型健硕的李大夫已经是满头大汗，但

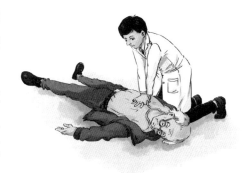

他知道这是和死神的拉锯战，再累，也不能停！终于，援兵赶来了。

我们立即用除颤仪进行了电复律，心跳恢复了；随即进行气管插管，呼吸道也通畅了，老张暂时脱离了生命危险！然后我们以最快速度把老张送到急诊室，给老张做了心电图，心电图提示，他发生了大面积心肌梗死，接下来，就是要尽快完成冠状动脉造影检查，看看是哪根血管堵了。

但是，问题来了，冠状动脉造影检查是有创的，老张却是典型的无家属、无身份、无医疗费的"三无"患者，怎么办？好在，"先救命、再付费"的理念深入人心，医院领导当即拍板，为老张开通了心肌梗死救治的"绿色通道"，我为他实施了手术，迅速地开通了堵塞的冠状动脉。

老张活下来了，而且恢复得还挺好！经历了生死考验的他，也释然了，他跟我说："以前我想得太复杂了，其实生命的变数那么多，活好当下才是最重要的！"到今天，老张依然热衷于学习医学知识，依然热心帮助他人。

健哥说

老张的故事，告诉我们什么道理呢？首先，在发生猝死的第一现场，持续、有效的心肺复苏非常关键；其次，我们呼吁，在公共场所要尽可能多配置除颤仪等抢救设备；再有就是，交个医生朋友还真的挺重要。

2 心肺复苏——人人都应该掌握的救命技能

前面讲了老张的故事，老张在鬼门关走一遭大难不死，李大夫及时采取持续和有效的"心肺复苏术"起到了很大作用。但是，你知道吗？每天都有许多人遭遇和老张一样的事，却不都像老张一样幸运。我国每年发生心脏猝死的人数高达 54.4 万，也就是说，每天至少有 1 500 人发生了心脏骤停，其中，90% 发生在医院以外，能够存活的人数不足 1%。

如果能像李大夫一样，在发生心脏骤停的 1 分钟之内开始进行心肺复苏，90% 以上的猝死患者还有生还机会，而每延迟 1 分钟救治，患者的存活概率就会下降 10%，10 分钟后再开始心肺复苏，存活概率几乎为 0。因此，**发生心脏骤停后的 4 ~ 6 分钟是进行救治的"黄金时间"**。但是，很多心脏骤停的患者不像老张恰好在医院，而救护车和医生很难在黄金时间到达现场，如果第一目击者能够及时进行心肺复苏，或许这个"举手之劳"就能救人一命。

那么你可能会问，假如我身边人突然就倒地了，我该怎么办呢？概括起来，心肺复苏的原则主要是：一唤、二看、三呼、四复苏。

一唤 ● 判断是否有意识：如果患者突然倒地，应该先跟他大声说话，拍拍他的双肩，如果他不回答也没有反应就判断为没有意识。

二看 ● 判断是否有呼吸和脉搏：如果患者没有意识，应在 10 秒之内观察患者的胸廓有无起伏、颈动脉是否有搏动。胸廓有没有高低的起伏很好理解，那颈动脉的搏动该怎么判断呢？您可以用食指和中指两指并拢，从患者的喉结向左侧或右侧滑动 2 ~ 3 厘米，就是颈动脉搏动的位置了。

三呼 ● 呼叫 120 急救系统：判定患者没有意识、没有呼吸和脉搏后，应立即呼叫 120。

四复苏 ● 开始心肺复苏。

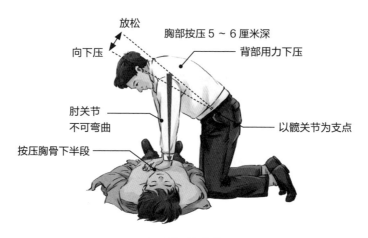

心肺复苏姿势

进行心肺复苏前，首先需要确定周围环境，保证自身安全，若环境不安全，应先把患者转移到安全、易于施救的场地；应将患者平放于平坦而坚硬的平面上，如地面上；解开患者的上衣。

随后，进行胸外按压，以跪坐姿势，伸出一手，把掌根放到患者两乳头连线的中点，另一只手，双手重叠相扣，并翘起手指，只有手掌根与患者身体接触。利用上半身的重量，垂直、用力地往下压。注意肘部不能弯曲、手臂要伸直、肩膀位于手掌上方，使按压力量直接作用在患者的胸骨上。

如果被救者是普通成年人，按压胸廓的幅度需要下沉 5 ~ 6 厘米，按压速度要达到 100 ~ 120 次 /min，差不多每秒 2 次，按压下去后，也要让胸廓充分回弹。

胸外按压 30 次后，需要进行 2 次人工呼吸。方法是：一手让患者仰头，一手托起下巴，捏住鼻子，用嘴巴包住嘴巴，吹气。每次吹气的时间在 1 秒以上，吹气时，如果看见患者胸廓隆起，说明人工呼吸有效。

每组心肺复苏，包括 30 次胸外按压和 2 次人工呼吸，5 组为 1 个循环。心肺复苏不能中断，需要一直坚持到被救者恢复意识，或者专业救护人员到场。如果不愿意做人工呼吸，也可坚持做胸外按压，也能起到一定作用，直到救护人员到场。如果单人体力不支，可以多人接力，但关键是要保证心肺复苏的质量，保证按压胸廓的幅度和速度，通气有效等。

健哥说

如果你遇到了心脏骤停的患者，不要惊慌，按 4 步原则进行救治：

一唤，问话、拍肩、判断患者意识已经丧失；二看，观察呼吸和脉搏已经消失；三呼，及时呼叫 120；四复苏，做好准备后，进行持续的胸外按压和人工呼吸。

大家看，心肺复苏不难吧？掌握了这个技能，您伸出的援助之手，就可能挽回一个生命。

请注意：如果患者只是虚脱或昏迷，呼之不应，而患者可以自己正常呼吸，心跳和脉搏均跳动有力，那么我们就不应该对其施行心肺复苏，心肺复苏只用于呼吸心跳骤停的人身上。

延展阅读

美国心脏协会发表了一个关于心肺复苏的声明，强调了心肺复苏培训的重要性。下面我们把全球统一的心肺复苏标准技能列给大家参考：

- 对心脏骤停患者进行识别、呼救、判断、复苏。
- 快速（频率 100 ~ 120 次 /min）。
- 用力（深度 5 ~ 6cm）进行胸外按压。
- 胸廓充分回弹；尽量减少按压中断。
- 通气有效但避免过度通气。
- 正确使用体外自动除颤仪（AED）以及正确应用海姆立克急救法进行气道异物梗阻患者的急救。

3 心脏性猝死有迹可循吗

38 岁的小辉怎么也没想到，有一天心脏骤停会找上他。虽然他既抽烟又喝酒，但平日也算身强体壮，从来没生过大病，怎么会突然出现胸痛、然后就不省人事了。虽然在路人的帮助和医生的抢救下，他逃过了一劫，但小辉很想知道究竟是怎么回事。我问他发病前有没有感觉哪儿不舒服，小辉很认真地回想，他两个月前的一天晚上加班之后曾经出现过胸痛，当时还觉得有点憋气，但是很快就缓解了，小辉觉得可能就是加班太累了，所以没管。而这可能就是他发生心脏性猝死的前兆。

中国有句古话：上医治未病，中医治欲病，下医治已病。前面我们介绍了发生心脏性猝死时应实施的心肺复苏术，但是如果能在发生心脏性猝死前发现并及时采取有效措施，患者的预后会得到更大改善。本篇就来讲讲心脏性猝死，帮助大家尽早识别它。

心脏性猝死，是由于各种原因的心脏病导致了心动过速或心室颤动，心脏不能正常收缩供血，从而导致各个器官无法正常运行而出现的突然死亡。不知道大家有没有见过老式压水井，有规律地循环按压压水井，就能将水源源不断地抽上来。心脏正常跳动就好比有规律地按压压水井，这样就能将回到心脏的血液不断地再泵到身体各处；而心动过速就好比特别快地按压压水井，水还没完全抽出来就又往下按压了，所以心动过速时无法达到正常的泵血量；心室颤动则好比浅而快地按压压水井，节律完全乱套，心脏自然不可能正常泵血。这样血液无法正常循环，各个器官的功能就会因为血液供应不足就而受到影响，比如脑部失去血液供应超过 8 分钟，将发生不可逆性的脑死亡。

虽然，心脏性猝死是突然发作，但是，大部分还是有迹可循的。

首先，我们可以识别心脏性猝死的高危人群，也就是有原发疾病或诱因的人群。

研究显示，有冠心病、心衰、心肌病、猝死既往史等患者，其猝死的发生率将比一般人群增加 5 ~ 10 倍。这些患者属于高危人群。而未发现冠心病，但是有高血压、糖尿病、高脂血症、肥胖、吸烟等高危因素的潜在冠心病患者，以及有剧烈运动、情绪激动、过度劳累、熬夜等诱因的人群也属于高危人群。

其次，大多数猝死患者在发作前会出现心脏症状，这时如果能及时干预，有可能阻止情况恶化。

可能出现的症状包括胸闷、胸痛、心慌、呼吸不畅、头晕、大汗、不明原因的恶心呕吐等，以及不典型的心绞痛，如腹痛、牙痛、左肩部疼痛等。46% 的患者出现胸痛，常见于活动后或者压力下出现胸前区疼痛，休息后可以缓解；18% 的患者出现呼吸困难，这些患者常常有心力衰竭或肺部疾病病史；10% 的患者出现流感样症状；20% 的患者出现腹部或其他部位的症状；5% 的患者出现晕厥；5% 的患者出现心悸。

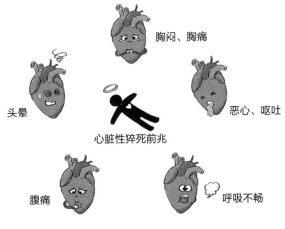

心脏性猝死的征兆

上述的高危人群如果出现这些症状，应该第一时间去医院进行检查。如果同时有吸烟、熬夜等不健康的生活习惯，也需要进行纠正。

若出现胸痛持续超过 15 分钟等疑似心梗的症状，应马上进行现场急救。

首先请目击者呼叫 120 救护车转送到医院。不要自行驾车去医院，在没有专业医护人员、监护仪和除颤设备的情况下，一旦发生心室颤动，抢救会非常困难。

患者应立即就地休息、禁止走动、停止一切活动、全身放松。可采取坐位或者卧位的姿势，以自己舒服为标准。内心要尽量保持平静，避免过于焦虑和激动。任何轻微的活动甚至紧张都会导致心脏耗氧量增加，加重心肌缺血，增加发生心室颤动等不良后果的概率。

若随身携带有硝酸甘油，在确保血压不低、心率不慢，无青光眼等情况下，咨询急救人员后，考虑舌下含服 1 ~ 2 片。如无效，不要服用更多硝酸甘油片。

若出现心脏骤停，目击者应在 120 急救人员的电话指导下进行心肺复苏，从胸外按压开始，胸外按压与人工呼吸的比例为 30 : 2。

健哥说

猝死虽然是突然发生的，但大多数患者有着高危因素，猝死前 1 ~ 3 个月内出现过胸痛、呼吸困难、腹部症状、流感样症状、晕厥、心悸等情况。如果你是心脏性猝死的高危人群，一旦出现这些症状，不要犹豫，立即就医。

心脏性猝死虽然可怕，但大部分是有迹可循的，我们多了解一点心脏性猝死的征兆和处理方法，就可能多挽救一个生命。

4 心梗生死时速

谈到急性心肌梗死，大家都知道这是个很严重、很危险的病症，但如果亲人或者身边人突发心肌梗死，我们该如何应对呢？

记得前一阵朋友圈有个热帖，讲的是丈夫突发急性心梗，在妻子的帮助下跑赢了死神。本篇就来详细分析一下，看他们是怎样一步步与死神竞速的，有哪些做法是大家可以借鉴的。

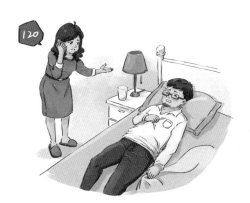

心梗生死时速

第一点 妻子看到丈夫出现胸闷、大汗淋漓的症状，很快就判断可能是发生了急性心肌梗死，这点应该点赞！我们在前面的章节中提到冠心病发作的典型症状，结合这个实例，希望大家遇到胸闷、胸痛、大汗等症状时，首先要高度怀疑是否为冠心病心肌梗死的表现。

第二点

妻子嘱咐丈夫去枕平卧，随后，还阻止丈夫去上厕所。上述措施，虽然不完全合理，但是，怀疑发生心肌梗死的患者确实要即刻休息，像排大便这样的活动，因为需要用力，可能会加重病情，所以要尽量避免去做。另外，如果当我们的亲人出现上述症状时，正在开车、运动或者在生产线上工作，都要马上停止。出现症状的驾车人应尽快把车停到路边，不要走动，最好的状态是安静地坐着或躺着。如果此时意识清楚，平卧时不必去除枕头，但如果亲人处于昏迷状态，则应去枕平卧，利于保持呼吸道通畅。

第三点

妻子给丈夫第一时间服用了硝酸甘油，这是正确的。但是，需要了解患者是否患有青光眼、心率过快、血压偏低等情况，否则可能会出现药物的不良反应。

第四点

妻子呼叫 120 急救系统，而不是打车或者自己驾车送丈夫去医院，这个做法也非常正确。对于急性心肌梗死的救治来说，时间就是生命！通过 120 来转运亲人，既能节省时间，也能更早地与接诊医院的医生联系，使其快速了解亲人的病情，更快进行治疗，最重要的是一旦发生猝死等情况，120 跟车的医护人员和急救设备能使亲人得到更快和更有效的救治。

第五点

积极配合医生，早签字、早手术，这点也做得很好，这样可以大大缩短救治时间，尽早开通阻塞的血管，挽救更多的心肌细胞。

健哥说

关于急性心肌梗死的救治，我们强调四点：

首先，大家要学会辨识冠心病的典型症状——胸痛、胸闷、大汗等。

其次，让患者尽快休息或制动，避免任何需要消耗体力的活动。

再次，应该通过公共急救系统转运患者。

最后，要积极配合医生的治疗。

5 知情，同意！—— 一纸医书，一生亲情

本篇给大家讲一个故事，这个故事虽然发生在好几年前，但直到现在我还记忆犹新。

那天，我刚到门诊，就看见一对年轻夫妇搀着一位老太太进来，从他们身上洗得发白的衣服和手上厚厚的老茧，就能知道这个家庭经济条件不太宽裕。

小伙子着急地说："刘大夫，俺妈最近总是胸口疼，刚又犯了，到现在一个多小时了都没好，脸色还特别白，您看，这是刚做的心电图。"我一看心电图再结合老太太的症状进行判断，多半是心梗了。以老太太现在的病情，最好尽快介入治疗，否则后果不堪设想，我心里这么想着，但是通过询问，得知老太太没有医保。也就是说这笔至少好几万的手术费用就会全部压在小两口的身上，我明白这是他们在黄土地上挥汗如雨好几年才能换来的收入。所以我尽可能详细地跟他们说明了病情及其紧急程度。然而，令我感到惊讶的是，小伙子没有丝毫犹豫就跟我说："刘大夫，俺们做。"

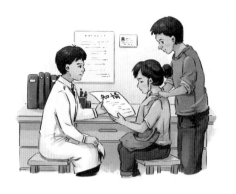

知情同意书

我把那对年轻夫妇请到办公室，进行术前谈话。摊开早已准备好的知情同意书，一字一句地解释给他们听："麻醉药过敏、穿刺部位感染、对比剂肾病……"白纸黑字，密密麻麻地写着手术可能发生的种种意外。虽然这些会让他们震惊、心慌、痛苦，可我知道，我必须得和他们说清楚。

"这些知情同意书不是为医生推卸责任，而是为了对患者和家属负责。人体太精妙，有些意外是很难完全避免的。但是，正如司机会尽量避免交通事故一样，医生也会尽力地避免意外的发生。我把风险如实告诉你们，这样你们才能做出对母亲、对自己最负责任的决定。"

"大夫，这是俺妈，俺们愿意承担一切后果。"小伙子坚定地在手术知情同意书上签下了自己的名字以及与患者的关系。此时"母子"二字，清晰又厚重。

最后，老太太顺利痊愈出院了，逢年过节，我们还会收到小伙子寄给病房的问候信件。

健哥说

知情同意书，不是一纸"生死状"，更不是一道"免责令"，而是一个"联合作战协议"。告知了风险，医生、患者以及家属就携手站在同一战线上，共同承担风险，这才是对疾病最有力的抗击和对患者最大程度的保护。

6 心梗了，要先找熟人吗

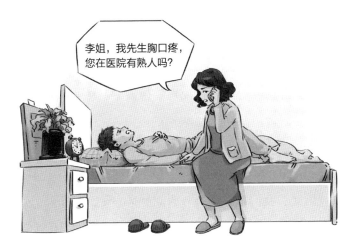

心梗了要先找熟人吗

　　本篇从一个故事说起。54岁的王先生，一天早上在家里突发胸痛，逐渐加重，王先生立即含服"速效救心丸"，然而症状并没有缓解，还出了一身冷汗，胸痛前后持续了大概3个小时。王先生发病期间，妻子打电话问了一圈亲朋好友，托人找关系联系医生、询问病情，拖了很久才将王先生送到医院。检查后王先生确诊为急性前壁心肌梗死，接诊医生建议立即进行急诊介入手术治疗，但是家属担心有风险而拒绝手术，要求住院治疗。王先生住进心脏监护病房后，接诊医生再次建议其进行介入手术治疗，王先生的妻子却仍然犹豫不决。

　　入院1小时后，王先生突发心室颤动，意识丧失。经电除颤后，王先生意识才恢复，此时他的妻子才最终同意接受介入手术治疗。虽然王先生的手术顺利完成，但是，因为发生梗死的心肌面积过大，开通冠状动脉的时间耽搁太久，王先生发生了严重的并发症——心力衰竭，出院后生活质量大打折扣。

心梗的救治，时间是关键！

这个病例就是由于两次时间延误导致救治不及时，影响了患者的预后。第一次延误是发病后未及时拨打急救电话，未及时就医，这属于"院前延误"；第二次延误是家属对介入手术犹豫不决，再次延误手术时机，这属于"院内延误"。院前延误主要取决于公众的健康意识和院前急救医疗服务体系；院内延误主要取决于就诊流程和家属的配合程度。

调查发现，在因急性心肌梗死死亡的患者中，约有 50% 的患者在发病 1 小时内死于院外，大多是由于可救治的致命性心律失常所致。冠状动脉闭塞 20 ~ 30 分钟时受其供血的心肌有少数坏死，而闭塞 180 分钟时发生坏死的心肌可有 60%，闭塞时间如果延续到 360 分钟心肌坏死率可达 70% ~ 80%。因此，我们常常强调"时间就是心肌，时间就是生命"。

因此急性心肌梗死患者的救治必须争分夺秒，做好以下两点能够有效缩短心肌梗死患者的救治时间。

第一 | 如果出现疑似心梗的症状，应该在第一时间拨打 120 急救电话。

首先，由 120 急救系统运送患者，是最安全、最快捷的转运方式。其次，我国冠心病患者数量庞大，医生对心梗救治的经验日趋丰富。近年来，随着全国范围内建设"胸痛中心"，使心梗救治的体系更加完善，制度更加规范，流程更加优化。

第二 | 相信医生的专业判断。

每一位医生在从医之前都要庄严地宣誓，其中有这样一句话："我将首先考虑患者的健康和幸福……我将用良知和尊严，按照良好的医疗规范来践行我的职业"。请您相信，每一位医生都希望能够救助自己接诊的每一位患者，他们也会用最专业的知识，为患者选择最合适的治疗方案。急性心肌梗死患者和家属一定要相信医院，信任医生的判断和决策，积极配合医生，为开通动脉、挽救患者生命、改善预后赢得最宝贵的时间。

健哥说

对于急性心肌梗死患者来说，时间就是心肌，时间就是生命。早一分钟到达医院，早一分钟开通动脉，就能多一些挽回生命的希望，少一些死亡和残疾的风险。猜疑是魔鬼，互相信任才是打开希望之门的金钥匙。

7 挽救心肌：机不可失，时不再来

前面王先生发生心肌梗死后因为延误治疗发生了心力衰竭，我们反复强调了时间就是心肌，时间就是生命，本篇就来详细跟大家讲讲为什么时间对于心肌梗死如此重要。

如果发生了心肌梗死，救治及时的话有可能把人救过来，但是，坏死的心肌细胞，是否也能挽救回来呢？

很可惜，答案是否定的。

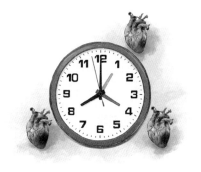

时间就是心肌，时间就是生命

人体细胞重新生长，医学上称为"细胞再生"。人体细胞的再生能力有的强，有的弱，下面分别来看看。

再生能力很强的细胞

如表皮细胞、造血细胞等，在正常的情况下也会周期性更新换代。平常我们的手指被划破了表皮，一般过几天就会长好，而且也不会留瘢痕，就是因为表皮细胞的再生能力很强。

再生能力比较强的细胞

比如血管内皮细胞、肝细胞、汗腺细胞等，这些细胞在受到损伤之后，会出现比较强的再生能力。像血管内皮细胞，在冠状动脉植入心脏支架后，血管内皮细胞受到了损伤和刺激，会逐渐生长并且覆盖着支架小梁。

再生能力比较弱的细胞

如心肌细胞，受到损伤后会再生出另一种纤维结缔组织，虽然是再生了，但是和表皮细胞的再生不同，再生的纤维结缔组织收缩能力很差，心肌很难恢复原来的功能。

没有再生能力的细胞

比如大脑的神经元细胞，一旦发育完成后，无论是否受损，再也不会增殖。一个人的脑神经元细胞约为120亿个，死一个就少一个，直至消亡殆尽。

虽然心肌细胞有一定的再生能力，但是再生的纤维结缔组织却不能"胜任"心肌的功能，就好比用普通绳子接断开的皮筋，虽然皮筋接成了圆形，但是弹性远不如前。可以说，自打我们出生之后，心肌细胞的数量就不再增加了，一旦心肌细胞坏死，那就是永久性损失，发生心肌坏死后即便开通了冠状动脉，恢复了心肌细胞的血液供应，但是已经坏死的心肌细胞也不可能复活了。

冠状动脉是心肌细胞的"营养通道"，正是冠状动脉为心肌细胞提供养分，心肌细胞才能正常工作，心脏才能不断地将血液泵到身体各处。冠状动脉闭塞 20 分钟以内，缺血的心肌如果能再次得到供血，就可以修复；若闭塞 20 分钟以上，缺血的心肌细胞就开始出现不可逆转的坏死，即使再次得到供血也不能修复了；如果血管在闭塞 3 小时以内血流得到恢复，与超过 3 小时才恢复血流相比，梗死的心肌面积减少 20%。如果延迟到 6 小时以后再恢复血流，发生堵塞的血管所营养的心肌细胞将发生永久性坏死。而坏死的心肌细胞将再生为纤维结缔组织，这种组织韧性很强，但不能收缩，心肌的收缩能力就会下降，这会严重影响心脏的功能，患者的健康乃至生命都会受到影响。所以，心血管内科有句名言——时间就是心肌，时间就是生命！

如果你自己或者发现身边的人发生了急性心肌梗死，一定要迅速拨打120 寻求专业救治。早一点得到治疗，就多一分生存的希望。

健哥说

以目前的医疗技术，在心肌梗死后，心肌细胞的坏死从可逆到不可逆只有 20 分钟，要挽救心肌，关键在于尽早得到专业救治。因此，大家要明白，时间的流逝，就是心肌细胞的流逝，就是心脏功能的流逝！

8 硝酸甘油，用对了才能救命

冠心病患者大多在家里备着，或者随身携带着硝酸甘油片，硝酸甘油是公认的缓解心绞痛的急救药物。但是，你知道吗？当初发明硝酸甘油，并不是为了治病，而是为了制造炸药，其发明者就是大名鼎鼎的诺贝尔。你想得没错，就是创立诺贝尔奖的诺贝尔！

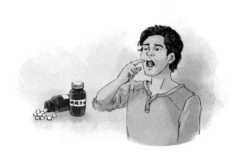

舌下含服硝酸甘油

药用的硝酸甘油是"炸药硝化甘油"的主要成分硝酸甘油的稀释品，它们具有相同的化学式。浓度稀释后降低了硝酸甘油的易爆性，但是硝酸甘油仍然不稳定，光和热都能使其失效。

硝酸甘油的药瓶都用棕色瓶装，就是为了避光保存。每次取药也应该快开、快盖，用后盖紧。平时携带也切忌将硝酸甘油放在贴身的内衣兜里，以免药片受温度影响药效有所降低。

除了保存有讲究，硝酸甘油片在应用上也很有讲究，用对了能救命，用错了甚至会丧命。

我们来简单看看硝酸甘油的作用原理：硝酸甘油进入血液会迅速起效，能够扩张冠状动脉，使其管径变宽、容积变大，从而增加冠状动脉的血液流量，改善心肌的血液供应；硝酸甘油还能扩张外周的动脉和静脉，降低血压，使心脏泵血的阻力和泵血需要的能量随之减小，从而降低心脏耗氧量，使心绞痛的症状得到缓解。

那么，哪些患者适合使用硝酸甘油呢？

第一类 ● 已经确诊冠心病和存在心绞痛的患者。

第二类 ● 曾行冠脉介入治疗，或者冠脉搭桥术，或者发生过心肌梗死的患者。

第三类 ● 具有三个以上发生心梗的危险因素的高危患者，比如，存在肥胖、高血压、高脂血症、糖尿病、缺乏运动、吸烟、具有心血管疾病家族史的患者，等等。

临床上，缓解心绞痛的药物首选硝酸甘油，但有些患者对硝酸甘油作用不敏感或者由于连续服用硝酸甘油产生耐药（即用药后效果减弱），这时可以考虑换用速效救心丸。没有把速效救心丸作为首选，是因为硝酸甘油的急救效果有更多大型研究结果证实，而且硝酸甘油起效更快。

但是，有些患者服用硝酸甘油会加重病情，甚至危及生命。我们把一些不适合服用硝酸甘油的情况叫作硝酸甘油的禁忌证，比如患有青光眼、低血压、脑出血、颅内压升高、心率过低（＜50次/min）、心率过快（＞100次/min）、对硝酸甘油过敏的患者，以及24小时内服用过西地那非（俗称伟哥）的人，不建议使用硝酸甘油。

这里要特别提醒大家，硝酸甘油片剂一定要舌下含服，不能嚼碎或用水吞服，否则会被肝脏分解掉而无法发挥疗效。在心绞痛发作时，立即舌下含服1片，如不见效，隔5分钟再含服1片，连服3次仍不缓解，不必再次服用，可能是急性心肌梗死，应迅速拨打120急救电话。

> 虽然心绞痛患者舌下含服硝酸甘油可有效缓解胸痛症状，但是，不能把硝酸甘油当成救命的万能药。冠心病患者或者冠心病高危人群，应该常备硝酸甘油应急，但遇到以上几个禁忌证时也不能使用。
>
> 用对了，硝酸甘油才能救命！

健哥说

9 溶栓治疗也救命

提到心肌梗死的治疗，很多人可能会想到放支架、搭桥，但本篇先不说这两个，我来讲讲另一种疗法——溶栓治疗。

依然从一个故事讲起，这个故事还是听我们科进修的朱大夫讲的。朱大夫在镇上的卫生所工作，一天他正工作着，老刘一手捂着胸口就进来了，朱大夫一看，老刘出了一身冷汗，脸色还特别白，问了几句知道是正在地里浇地时突然胸口疼，村里人就赶紧给送过来了。朱大夫立刻给老刘做了心电图，一看 V1 到 V5 导联全部 ST 段抬高，这提示老刘发生了急性前壁心肌梗死，需要尽快进行血管再通治疗，但卫生所条件有限，没有条件做血管内介入治疗，老刘的情况又紧急，转诊至上级医院可能耽误病情，朱大夫评估老刘情况并和他沟通后，当即采取溶栓治疗，老刘的病情稳定了。

这个病例中，老刘转危为安，多亏了朱大夫及时采取溶栓治疗。那么溶栓治疗是什么呢？是不是所有心梗患者都能采取溶栓治疗呢？

急性心肌梗死主要就是因为冠状动脉内血栓形成堵塞了血管，心肌细胞失去血液供应而发生了坏死。因此治疗急性心肌梗死最关键的策略，就是及早开通堵塞的冠状动脉。对于急性心肌梗死患者来说，时间就是生命，早一分钟开通血管，都可能对患者的预后产生很大的影响。

溶栓治疗，是通过静脉快速静滴一些溶栓药物，如组织型纤溶酶原激活剂、链激酶、尿激酶等，把冠脉内堵塞的血栓溶解掉，使冠脉再通，从而恢复心肌细胞的血液供应。溶栓治疗操作方便，要求条件不高，一般医院、甚至急救车上就可以实施，能为患者的心梗治疗赢得宝贵时间。

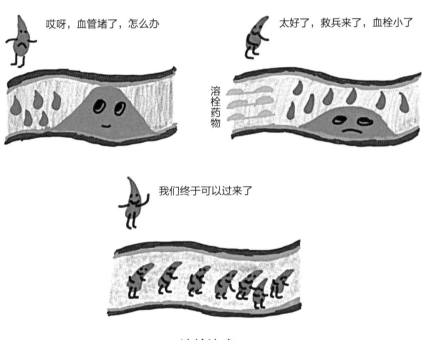

溶栓治疗

不过，溶栓治疗也要选择合适的患者，患者需要符合以下条件：

❶ 发病时间不超过 12 小时。

❷ 心电图显示为 ST 段抬高型心肌梗死。

❸ 年龄不能超过 75 周岁。

❹ 不属于出血高风险患者。

进行溶栓治疗后，应该先判断堵塞的冠脉血管再通情况，如果病变血管已经恢复血流，可以使用药物维持治疗，择期进行介入治疗以彻底恢复血管通畅；如果溶栓效果不好，病变血管未恢复血流，仍需要进行急诊介入治疗。

健哥说　急性心肌梗死患者开通血管刻不容缓，在不具备开展心脏血管内介入手术条件的医院就诊时，如果不能迅速转院，应优先选用溶栓治疗，为心梗治疗赢得宝贵时间。

10 警惕！心梗正在年轻化

提到心肌梗死，很多人都以为这是中年人和老年人的"专利"，实则不然！我们可以看看数据，既往一项对北京市12家医院的1242位急性心梗患者进行的调查发现，每10位急性心梗患者中就有1位小于45岁，而且男性居多，病死率也很高。

在我的患者中，也有不少的年轻人，我印象最深的是去年的那位患者……

如果不是遭遇了心梗，30岁的小张应该是大家眼里的那个"别人家的孩子"，博士学位，年轻有为，从事着令人羡慕的金融工作，在而立之年成了家，有位美丽贤惠的妻子，婚后的日子幸福美满，但是，"心梗"却把这美好的一切都打破了。

原来，小张患有高脂血症、高血压，但他觉得自己还年轻，不需要太在意。加上工作需要，加班、应酬、熬夜是家常便饭，应酬多了，烟酒更是少不了。几年下来，这"心梗"也就找上门儿了。

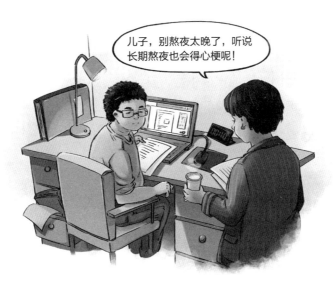

心梗年轻化

　　小张的病情非常严重，冠脉造影显示三支冠状动脉几乎都闭塞了。他年迈的父母和新婚的妻子知道情况后，非常惊讶和痛苦，母亲和妻子以泪洗面。他们也非常犹豫是选择冠脉搭桥术还是介入治疗。在一番病情解释后，我们共同决定选择冠脉介入治疗。

　　在导管室，我鼓励小张："你一定要坚强啊，你的父母和妻子还等着你呢！所有困难都会过去的！相信我，我会尽力帮助你的！"最后，先后两次手术，置入了多枚支架，他的血管终于完全开通了。又经过数天的药物治疗，小张康复出院了。

　　血管虽然都开通了，可小张却似乎落下了"心病"。其实这也是可以理解的，一个年轻人，在工作和生活都蒸蒸日上的时候，突然遭遇如此大的变故，确实很难接受。小张出院后，很长时间没有去上班，一直无法回归正常的工作和生活。家人陪他去海南疗养，积极地开导他，可他还是越来越沉默，一度出现抑郁状态，甚至有了"轻生"的念头。

　　为此，他的家人找到我，希望我能帮助他走出心梗的"阴霾"。我想，这时候，小张需要的不仅仅是药物，还有医生的陪伴与安慰。

后来，小张每次来复查的时候，我都给他分析心脏功能恢复的情况，用已经康复患者的实例鼓励他积极生活，打消他的顾虑。心脏介入手术不会影响他的工作，更不会影响他的生育能力。慢慢地，小张战胜了"心魔"，一段时间后他恢复了正常的工作，复查的时候，小张告诉我，他准备当爸爸了！

作为医生，小张从心梗发病，到术后自怨自艾，最后他能克服恐惧，积极面对生活，这一路走来太不容易，我由衷地为他感到高兴。

丹麦哲学家尼尔斯·托马森在其著作《不幸与幸福》中提出："幸福是带有生命喜悦的顺其自然。"生命喜悦是健康，健康是幸福的基础。

健哥说　　　我想提醒广大青年朋友："心梗"不分年龄。年轻，可以拼搏奋进，但不能挥霍健康，否则，没有健康，何谈幸福？

后记：2019 年 3 月 27 日，小张给我们发来了宝宝的出生照，粉红的小脸，稚嫩的小手，无不散发着新生命的活力，我们祝愿小宝宝健康、平安。

11　胃痛、嗓子疼……小心是心肌梗死

在《老王的烦"心"事》中，我们讲到冠心病、心肌梗死的典型症状是"胸痛"。那么，心肌梗死是否有"非典型"症状呢？答案是肯定的！心肌梗

死不仅有"非典型"症状，而且，这些症状还经常导致心梗的误诊。今天，就从两个病例入手，讲讲心肌梗死的那些非典型症状。

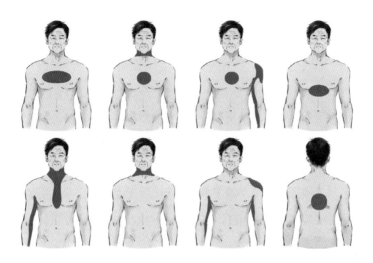

急性心肌梗死常见疼痛部位

　　一天，一名 40 岁的男性患者，捂着胸口走进诊室，我问他："您怎么不舒服啊？"他说："大夫啊，我肚子疼，都两三天了，刚开始没当回事，以为是胃病犯了，就去小诊所拿了点药，吃着也没用，今天还有点恶心、干呕。"而问到以前得过什么病时，他说自己高血压已经 5 年了，但这两天因为胃疼，就没吃药。我给他测了下脉搏，100 次 /min，没有早搏，量血压 160/110mmHg。血压太高引起了我的警惕，我马上问他是否有胸闷，他说有一点，但主要还是胃疼。

　　虽然，家属不太理解，但我还是坚持让他先去做个心电图，不一会儿家属急忙回来说："大夫，不好了！心电图室的大夫说我先生得了急性心肌梗死，不让下楼了，让我们马上住院！"

　　这位患者先按下不表，咱们来说说另一位。下面我们要提到的患者很有意思，他的症状我们很多人在感冒的时候都出现过，来听听看：这是一位

50多岁男性患者，诊断冠心病有七八年了。这天，他突然觉得嗓子疼，可是没有感冒的其他症状，比如咽干、发烧等，反而还有一阵阵的心慌、胸闷。正好那天陪着夫人到医院取药，就顺便挂了号看看，我仔细地问了问症状，怀疑是心肌梗死，一查心电图，果不其然。

上面说的这两位患者，都是典型的、有着"非典型"症状的急性心肌梗死患者。大家看，一个是胃痛、一个是嗓子痛，而且，都没有出现胸痛。

大家可能会问，心肌梗死是不是哪里都有可能痛？那倒也不是。目前认为，心绞痛可以通过神经系统放射到其他部位引起症状：向下放射到上腹部，出现类似常见的"胃痛"；向上放射到颈、咽、下颌、面颊部和牙齿，就会出现类似"颈部不适""嗓子疼""牙疼"等症状；向两侧放射到肩臂和手，出现类似"肩周炎"的症状；向后放射到后背，出现"后背疼"；等等。所以，需要鉴别的症状还是挺多的。

健哥说

急性心肌梗死的"非典型"症状多种多样，但是，出现这些疼痛时大多是没有相关诱因的，可能这点对大家来说不太好判断。因此，我们总结了3种大家需要考虑急性心梗的情况：

第一点，如果患有高血压、糖尿病、冠心病等基础疾病，出现不明原因的疼痛时应该注意。

第二点，如果疼痛在活动过程中加重，而在休息时缓解，应该警惕。

第三点，如果疼痛伴有胸闷、憋气、心慌、出汗等症状，应考虑急性心梗的可能性。

万一大家遇到疑似急性心肌梗死的情况，应该停止一切活动，马上就医或拨打120急救电话寻求专业救助。

12 打呼噜还会打出心梗

打呼噜是人们日常生活中司空
见惯的现象，以往调查显示，北京
市朝阳区的居民中有 3 成以上睡觉
时打呼噜，但是，差不多一半人认
为打呼噜不是病，还有很多人以为
打呼噜是因为"睡得香"，只要不
是在公众场合就无所谓。

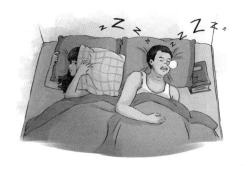

打呼噜与心梗

但是，打呼噜有可能是阻塞性
睡眠呼吸暂停的一个表现。阻塞性
睡眠呼吸暂停是什么病呢？可以把这个词拆开来看，"阻塞"，是一种状态，
说明是有东西阻塞了呼吸道；而"睡眠呼吸暂停"，是指睡眠时上呼吸道完
全堵塞，空气不能进入人体，出现呼吸暂停（若上呼吸道部分堵塞，仍有少
量空气能够进入人体，称为"低通气"）。所以，阻塞性睡眠呼吸暂停是指，
由于上呼吸道阻塞，在睡眠中反复出现呼吸暂停或低通气的现象。

在人群中，阻塞性睡眠呼吸暂停的患病率为 2% ～ 4%，如果患上这个
病却不重视，睡眠中常出现呼吸暂停会降低睡眠质量，白天就会昏昏欲睡。
同时，阻塞性睡眠呼吸暂停还会降低血液中的氧气含量，久而久之会影响到
全身各个器官。最近一个研究发现，即使还未诊断为睡眠呼吸暂停，打呼噜
也会造成心脏功能的早期损害，并增加心肌梗死的风险。

2018 年，英国学者发现，在打呼噜的人群中，无论是否诊断了睡眠呼

吸暂停，他们的左心室重量与不打呼噜的人群相比均显著增加。这意味着心脏主要负责泵血的左心室的心室壁增厚了，心脏收缩泵血的能力会降低，而这个改变在女性更为明显。

我国学者在 2014 年也发表过相关的研究，他们对比观察了 2 909 位首次因急性心肌梗死入院的患者和 2 947 位无心血管疾病者，结果发现，与安静睡觉的人相比，每晚都鼾声大作的人心梗风险增加将近 8 成。而每周睡觉时打鼾多于 3 次的人，心肌梗死的发生风险是睡觉安静者的 2.7 倍。

那么，打呼噜为什么会导致心肌梗死呢？严重打呼噜时，呼吸反复停止，吸入的新鲜空气少了，造成血液中氧气含量显著减少，引起全身组织细胞缺氧。组织细胞为了得到正常工作的氧气，人体就会产生更多的红细胞，这些在血液中作为"氧气搬运工"的红细胞会将氧气运送到缺氧的组织去——红细胞的数量明显增加，血管里的红细胞如同道路上的车辆一样，车辆多了道路就容易堵塞，血管里面也一样，红细胞多了也会增加血栓风险。另外，频繁缺氧也会导致血管壁损伤，增加血栓形成的风险，并最终引发心肌梗死。

是不是所有打呼噜都是病态呢？也不是，如果鼾声均匀，可以随着睡眠体位改变而改变，常在疲劳、烟酒过度或患有感冒时出现或加重，这样的打呼噜医学上称为良性打鼾，不是病态。

如果你有肥胖、家族史、长期吸烟、长期大量饮酒或服用镇静剂这些危险因素，并且睡眠过程中鼾声不规律，白天比较困倦，可以做一做下面这个问卷：其中包含 8 个问题，如果你对 3 个或以上的问题答案为"是"，说明你患上阻塞性睡眠呼吸暂停的风险为高危。

如果怀疑自己患上阻塞性睡眠呼吸暂停，应该去呼吸科就诊，医生会根据你的情况给你安排多导睡眠监测，这个检查需要在医院睡一个晚上，通过身上连接的导线，监测睡眠期间是否有呼吸暂停、暂停的次数和时长等指标，根据这些指标，就可以判断是否患有阻塞性睡眠呼吸暂停。

阻塞性睡眠呼吸暂停筛查问卷

1	你睡眠时会大声打鼾吗？声音大到关上门也能被听到那种。
2	你白天会感到特别疲乏无力或者很想睡觉吗？
3	有人看到过你在睡眠时停止呼吸吗？
4	你有高血压吗？
5	你的体重指数是否超过 35kg/m² ？
6	你的年龄是否在 50 岁以上？
7	你的颈围是否大于40cm ？
8	你是否为男性？

注：≥ 3 题回答"是"，为阻塞性睡眠呼吸暂停高危；< 3 题回答"是"，为阻塞性睡眠呼吸暂停低危

如果确实患上阻塞性睡眠呼吸暂停，也不要太焦虑，病情较轻的患者可以通过自己的调整来减轻睡眠呼吸暂停，主要注意以下 3 点。

第一点 | 控制体重

肥胖时，脖子会变粗，咽部脂肪增多，容易导致呼吸道变窄，更易出现打鼾。

第二点 | 保持侧卧

仰卧时舌头和下颌可能压迫喉咙后部，使呼吸道变窄，引发打鼾，而侧卧则不易堵住呼吸道。

第三点 | 远离烟酒，睡前慎服镇静药

吸烟、饮酒、镇静或安眠药物均会增加睡眠呼吸暂停的发生。

如果阻塞性睡眠呼吸暂停病情比较严重，就必须进行专业治疗，如果是由于鼻部疾病引发的，则需要对鼻部疾病进行相应的治疗。另外，医生可能会建议你接受气道正压通气治疗，也就是在睡觉时通过佩戴便携式呼吸机，保持呼吸道通畅，从而减轻缺氧症状和改善睡眠质量。

健哥说

打呼噜的人很多，但意识到打呼噜可能是病的人却很少，严重的打呼噜将损害心脏功能，并且增加心肌梗死的风险。阻塞性睡眠呼吸暂停的危险因素包括肥胖、家族史、长期吸烟、长期大量饮酒[1]或服用镇静剂；阻塞性睡眠呼吸暂停轻症患者，可通过控制体重、侧卧、戒烟戒酒等措施改善病情，病情较重的患者可通过持续正压通气治疗来减轻症状。

深阅读

是他，改变了冠心病患者的一生

欧洲心脏病协会年会，是目前全球规模最大、最具影响力的心血管学术会议。在德国举行的 2018 年年会开幕式上，一位精神矍铄的耄耋老人的演讲引发了全场持续的掌声。他，就是被称为现代心脏病学奠基人的美国哈佛医学院著名的心脏病学专家——尤金·布朗沃尔德。

注：1. 长期大量饮酒指男性每天酒精摄入量大于 30g，女性每天摄入大于 15g，15g 酒精大约相当于 450ml 啤酒 /150ml 葡萄酒 /50g30 度白酒。

虽然，大部分心脏病患者并没有听说过尤金·布朗沃尔德医生的名字，但是，正是得益于他的研究，才让许许多多心脏病患者生命得以拯救、人生重新书写。

时光倒流到20世纪80年代，在布朗沃尔德的众多研究尚未发表之前，冠心病从某种程度上来讲也是个绝症，因为，当时的医生们认为，一旦心肌缺血，甚至坏死，就无法挽救了。然而布朗沃尔德的研究推翻了这个传统理论。他的研究表明，对于因冠脉血流减少甚至闭塞而导致心肌缺血损伤的患者，通过治疗可以降低心肌耗氧量，并且，尽快恢复冠状动脉的供血，是有希望缩小心肌梗死坏死灶，挽救坏死心肌，改善患者预后的。

那么，我们怎么恢复冠状动脉的供血呢？布朗沃尔德给出的答案是溶栓治疗，此方法被沿用至今。1984年，55岁的布朗沃尔德发起了著名的心肌梗死溶栓治疗（TIMI）试验，该试验是致力于各种急性冠脉综合征的不同溶栓和抗栓策略的研究，也正是因为这个研究，才使溶栓治疗真正走上了临床医学的舞台。在过去20多年里，美国心脏病患者住院30天的病死率从20%降到5%，数以万计的患者从溶栓治疗中受益。

引用《循环研究》杂志主编的原话，"想要总结布朗沃尔德教授在现代心血管疾病研究上的成就，用多少文字都觉得笔墨不够"。布朗沃尔德的成就不仅在临床研究领域，他还是一位优秀的教育家，一名出色的管理者和多部著名教材的编撰者。

布朗沃尔德曾任加州大学圣地亚哥分校医学系理事长，他将当时被严格划分的学科有效地交叉起来，让相关科室的临床医生为学生授课，比如，让外科医生教授解剖学，让内科医生教授内科学和药理学等。这些举措在当时引起了极大的争议，但现在已经成为了引领美国医学教育改革的重要风向标。

布朗沃尔德从 1967 年开始，参与《哈里森内科学》的编写，并成为这部当今世界内科学领域最权威教材的主编。而布朗沃尔德自己编写的《心脏病学》，被誉为"所有心血管医生的圣经"，指导并伴随着每一位心脏病医生的从业生涯。几乎所有心血管医生的书架上，都少不了这两部著作。

布朗沃尔德获得了很多荣誉，他曾是美国科学院唯一的心血管疾病领域的院士、哈佛大学的终身教授，还获得过全世界 14 所顶级大学的荣誉学位。美国心脏病学会以他的名字命名了一项年度大奖。

今年，布朗沃尔德教授已是 89 岁高龄，但是，他从未懈怠。维基百科里显示他发表了超过 1 000 篇文章，我好奇地搜索了一下，从 2018 年 1 月到 10 月，布朗沃尔德教授已经发表了超过 30 篇文章，这些数字，体现的不仅仅是他在学术上的高产，还有他对待学术的孜孜不倦，和对心血管疾病防治的决心。这也是我辈心血管人学习的榜样和前进的方向，兹以此文与君共勉。

健哥解说世界杯

世界杯是全世界球迷的关注焦点，但是我们这里要谈的却并不是足球。每 4 年的世界杯，十多万中国球迷和十多万只小龙虾一起出征世界杯举办地，但是，更多的球迷，还是守在家里看直播。

时差是中国球迷永远的痛！很多赛事的不少场次是在凌晨开始。熬夜、啤酒、烤串或小龙虾，是球迷们看球的"几大件"，为了不影响第二天上班，甚至还会喝咖啡、浓茶来提神。看球时，一次默契的配合能让球迷兴奋得大叫；而一次与进球失之毫厘的射门又会引起球迷捶胸顿足的懊恼……其实，人体长时间处于亢奋状态，很容易诱发心绞痛、心肌梗死等疾病，而熬夜、喝酒、油腻的宵夜，更会增大这个风险。特别是大量饮用冰镇啤酒，有可能诱发冠脉痉挛，对患有高血压、糖尿病的高危人群则更加危险。

研究显示，1996 年欧洲杯决赛当天，由于荷兰队以 4 比 5 败给法国队，荷兰男性心梗或脑卒中的死亡率，比前后 10 天的平均死亡率，提高了 51%；而 1998 年法国世界杯决赛，法国队 3 比 0 大胜巴西队，当天法国男性心梗死亡率较前后下降了 29%。可见比赛的胜负确实可以左右球迷的心脏。

那怎样才是正确的看球"姿势"呢？

首先	其次	最后
应该精选自己关注的赛事，最好不要熬夜，如果必须熬夜看球，一定要提前休息，看完球后最好能补上一觉，更不能"连续作战"。	看球期间不要吃太多辛辣食物，不宜大量饮用冰镇啤酒，适当多喝点水或淡茶，熬夜后也要清淡饮食。	看球时尽量"淡定"些，不要因为一两个球的得失而狂喜或狂怒，避免过于兴奋和激动。

一旦出现持续头晕、心慌、胸闷等症状时，一定要引起重视，必要时应及早到医院就诊。而患有高血压、冠心病、糖尿病的患者或者 60 岁以上老年人，建议尽量不要熬夜看球，第二天的重播也很精彩哦！

四年一度的世界杯是球迷的狂欢节，是热情、快乐的饕餮盛宴，球迷们应该尽情享受球赛带来的愉悦，同时，也要量力而行、适可而止，莫把欢乐的世界杯变成"悲伤的世界"。

救命神器 AED，应摆脱没得用、不会用、不敢用的尴尬

今天先来讲两个故事。

2016 年 6 月，在北京地铁 6 号线呼家楼站开往潞城方向的站台上，一位乘客金先生突然晕倒，随后失去意识。两名女乘客和 1 名自称是急救医生的外国女子对其实施了心肺复苏，现场没有自动体外除颤仪（简称 AED），最终，年仅 34 岁的金先生没有醒过来。

2018 年 3 月 25 日，参加无锡马拉松赛的一位选手在赛道上突然倒下，附近的急救志愿者在确认患者没有反应和呼吸后，立刻实施心肺复苏，并使用 AED 进行除颤。患者倒地 2 分钟后，有效除颤，恢复自主心跳和呼吸，抢救成功。

这两个故事的过程虽然相似，结果却是天壤之别，其中，最大的区别是在于有没有使用 AED。AED 本身并不能让患者恢复心跳，而是通过电击终止猝死后常常发生的致死性心律失常，比如心室颤动，之后再通过心脏起搏点兴奋从而恢复正常心跳。研究显示，若患者倒地后在医院外适时进行除颤可降低心脏性猝死的风险；在救护车到达之前正确使用 AED，患者生存率可提高到原来的 2 倍。

但是，在我国推广使用 AED 却困难重重，其原因概括起来有三点：没得用、不会用和不敢用。

第一点 ● 没得用

有报道称，某国际机场，因为配置了 AED，使其心脏骤停患者急救存活率提高到 64%。在个别发达国家，平均每 10 万人配备 317 台 AED。而我国，在 2006 年前后才开始在公共场所配备 AED，据 2016 年的数据显示，北京首都国际机场配置了多台 AED，但是，像北京地铁站、火车站等人口密集的地点，还有待配备 AED。

第二点 ● 不会用

根据 2017 年的一项调查显示，我国公众能够正确回答 AED 名称和用途的比例不到一半，而接受过使用 AED 正规培训的人员只有区区的 5%。而在发达国家，将近 8 成的公众有自信处理急救事件，98% 的公众能正确认识 AED 的作用。实际上，AED 的操作很简单，目前的 AED 都有明确的语音提示，只要"听它说，跟它做"，打开电源，根据提示，逐步操作即可。

第三点 ● 不敢用

对于施救者，法律应当给予其足够的保护。2017 年 3 月，全国人大通过的《民法总则》第一百八十四条明确规定"因自愿实施紧急救助行为，造成受助人损害的，救助人不承担民事责任"，这项被称为"好人法"的条款，能在一定程度上打消人们"不敢用"的顾虑。

> **健哥说**
>
> 在猝死的救治中，AED 的使用至关重要。我国公共场所 AED 配备严重不足，应该把在人群聚集地区、心脏病易发场所配置 AED 作为一项紧迫的议题尽快提上日程。我国公众中会使用、愿意使用 AED 的人数非常少，我们可以从消防员、警察、志愿者等群体入手，开展使用 AED 的培训，之后再逐渐普及到大众。最后，我想说："多一个人会使用 AED，就有可能多挽救一条生命。"

📑 延展阅读

什么是 AED？

AED 全称自动体外除颤器（Automated External Defibrillator），是一种便携式救生设备，通过设备分析心脏骤停患者的心脏节律，发出除颤电击以恢复正常心脏节律，该设备易于操作，稍加培训即能熟练使用。

AED 的使用方法

1. 开启 AED。打开 AED 的盖子，根据图示或语音提示操作（有些型号需要先按下电源）。

2. 给患者贴电极。两块电极片分别贴在右胸上部（锁骨下方）和左胸左乳头外侧（上缘距离腋窝 7 厘米左右），具体位置可以参考 AED 机壳和电极板上的图示。

3. 将电极片插头插入 AED 主机插孔。

4. 按"开始"键开始分析心律，在必要时除颤。

如果需要除颤电击，AED 会语音提示何时按下按钮以进行电击。某些设备的语音提示会宣布将要发送电击，如进行除颤，在按下"电击"键前需要确认无人接触患者，大声宣布"离开"。

5. 一次除颤后若未恢复意识和呼吸，应立刻继续进行 5 个周期人工心肺复苏（CPR），然后 AED 再次分析心律、除颤、CPR，反复进行直至急救人员到来。

深阅读

心痛到无法呼吸？小心真的"心碎"

很快就到中国的传统节日七夕了，由于牛郎织女的传说，它被赋予了象征爱情的意义，但并不是每一个人都能感受到恋爱的甜蜜，去年的这天我就遇到了这样一个病例。

那天傍晚，急诊室来了一个年轻漂亮的小姑娘，小陈。小陈本来期待与她交往多年的男朋友求婚，结果她的男朋友非但没有求婚，反而提出了分手。之后，小陈说，终于体会到心碎的感觉了，心好痛，呼吸不了了，接着就晕倒了。

小陈说的"心碎"，还真说对了自己的病情。她之所以晕倒，就是由于过度伤心，精神受到打击，体内激素发生变化，引发心肌受损从而出现心肌收缩障碍。这类心脏急症由日本学者首先报道，发病后左心室造影图像类似日本颈窄底宽的捕章鱼罐子，日文称为"Takotsubo"，因此，这类疾病称"Takotsubo 综合征"，也称为"心碎综合征"。

目前认为，精神刺激是该类疾病的主要诱发因素，包括，情侣间吵架分手、痛失亲人等情况，在悲伤情绪刺激下产生胸痛和呼吸困难。

这种心脏急症一般是一过性的，在得到适当处理后，心脏收缩功能在 3 ~ 6 个月可以恢复。但是，未得到及时处理的严重患者，可能会发生心源性休克、恶性心律失常、心脏骤停等。

小陈是幸运的，由于送医及时，对症治疗后身体已无大碍，情绪方面也通过心理疏导有了好转。

要避免"心碎"，平时应该及时处理"负面情绪"。我们在生活和工作上难免会遇到种种压力，也会有自责、自卑、担心、害怕、焦虑、抑郁等"负能量"，可以通过运动，甚至"大哭一场"等适当的途径排遣和发泄，多与家人和朋友沟通，不要闷在心里。

如果情绪过激，出现胸痛、憋气、呼吸困难等类似心脏病的症状，一定要及时就医，避免更严重的意外事件发生。

最后，有句话奉劝大家，激情与浪漫和七夕固然很搭配，但也需要良好的情绪管理，保护好我们的心脏，万一由于情绪激动而出现胸痛、憋气等症状，应该及时到医院就诊。

愿天下有情人少伤心，远离"心碎综合征"！

第四章

让人"压力山大"的高血压

1 父母有高血压，自己也会得高血压吗

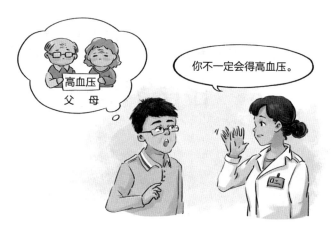

你不一定会得高血压。

高血压

父　母

高血压的遗传性

　　高血压是目前患病率最高的慢性疾病，我国 18 岁以上的居民中，每 4 位至少有 1 位患有高血压。在临床中，经常有年轻人问我："我父母都患有高血压，我是不是也会得高血压呢？"这个问题和高血压的病因有关系，本篇就针对原发性高血压的病因来说一说。

　　研究发现，高血压的发病是多种危险因素共同作用的结果，而且，随着危险因素的数目和严重程度增加，血压水平呈升高趋势，患高血压的可能性也会增加。高血压的危险因素包括遗传因素、年龄以及多种不良生活方式。

　　先来看看遗传因素和高血压的关系。研究显示，我国高血压患者一半以上有高血压家族遗传史。近年有研究发现，高血压的遗传风险与父母高血压发病年龄有关，如果父母在 55 岁之后发生高血压，后代患高血压的风险与无高血压家族史的子女相当。如果父母中有 1 位在 55 岁之前发生高血压，

后代患高血压的风险增加 1 倍；如果父母两位都在 55 岁之前发生高血压，则后代发生高血压的风险增加 2.5 倍。

由此看来，父母均患有高血压，子女具有相对高的患高血压风险，但并非一定会患高血压。

再来看看高血压的其他危险因素。

首先是年龄，血压会随着年龄增加而升高，高血压患病风险也会增加。其次是五种主要的不良生活方式。

第一种 | 高钠膳食

2012 年我国成人居民每日的平均盐摄入量是 10.5g，比推荐的盐摄入量高了 75%。研究发现，钠盐的摄入量与血压升高成正比关系，严格控制钠盐摄入可以有效降低血压。

第二种 | 超重、肥胖

我国研究发现，随着体重指数 [BMI= 体重（kg）/ 身高^2（m^2）] 的增加，高血压发病风险显著升高，其中腹型肥胖与高血压关系更为密切，各位有啤酒肚的读者可要减肥了。

第三种 | 过量饮酒

男性每天饮酒 40g 以上，女性 20g 以上，称为过量饮酒。40g 酒精是什么概念呢？用常见的酒举例就是，6 度的啤酒 1 000 毫升，也就是两瓶，12 度的红酒 500 毫升，50 度的白酒 100 毫升。研究发现，高血压患者中有 5% ~ 10% 是由过量饮酒引起的，限制饮酒可有助于控制血压。

第四种 | 长期精神紧张

不良情绪包括焦虑、担忧、愤怒、恐慌或恐惧等，这些人群发生高血压的风险也显著升高。

第五种 | 其他危险因素

缺乏体力活动，糖尿病，血脂异常，大气污染，等等。

健哥说

遗传因素是引起高血压的原因之一，父母一方或双方患有高血压，其子女的患病风险会有不同程度的增加。而遗传是我们无法选择和改变的，大家也不用过分担心。高血压发病是可以通过生活方式的改变来延缓或避免的，比如戒烟戒酒、健康饮食结构、适量运动、控制体重、放松心情等，坚持这些健康的生活方式就可以降低罹患高血压的风险。

2 血压应该怎么量

我国拥有多达3.3亿的高血压患者，可以说高血压在我国真的很常见。在我门诊就诊的患者中，8成患有高血压。而对于高血压患者，我都会嘱咐一句，回家注意监测血压。可是，测量血压的学问可不少，本篇来说说这其中的道理。

现在，患者在家里大多使用上臂式的电子血压计来测量血压，本篇就以上臂式电子血压计为例，说说应该怎么正确地测量血压。

在测量血压之前，应该避免剧烈运动或情绪波动。测量前 30 分钟内尽量不要吸烟、喝咖啡或饮茶；还应该提前上好厕所；最好静坐至少 5 分钟。

测量时，可以采取坐位，双脚平放于地面，放松且身体保持不动；不要说话；最好露出右侧上臂放松地平放在桌子上。如果冬天脱衣服不方便，保留衬衣或者秋衣那样的薄衣服也是可以的。

上臂袖带的中心应与心脏（乳头水平）处于同一水平线上；袖带下缘应在肘窝上 2.5cm，也就是大约两横指的距离；袖带不能过松或者过紧，以可插入 1 根手指为宜。

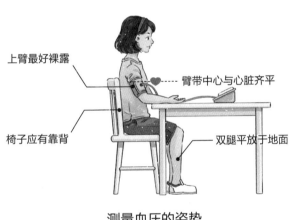

测量血压的姿势

上臂最好裸露
臂带中心与心脏齐平
椅子应有靠背
双腿平放于地面

准备完毕后，就可以打开电子血压计的开关，开始测量血压，袖带自动充气和放气，过后血压计就会自动显示血压的数值。大家可以用纸和笔记录下这个数值，以便自己查阅或者提供给医生进行参考。

有些患者问，左侧和右侧都要测吗？我们建议你测量右侧，这是因为一般左侧的血压会比右侧稍微低一些。如果是第一次测量血压，应该两侧都要测量，取更高的那个血压数值进行记录。如果已经诊断为高血压的患者，临床普遍以右侧血压为主进行参考。

还有患者问，在家里测量血压应该多久测一次呢？高血压患者监测血压是为了评估服药后血压控制的情况，以便进一步调整降压药。如果是血压还没达标或者不稳定的患者，至少应该每天早晚各测一次。

早上，在起床排尿后，且未服药前进行测量；晚上，在临睡前进行测量，连续7天，把这些数值记录好交给医生。

如果是血压已经达标而且比较平稳的患者，可以每周测量1天，而这天也是在早、晚各测量1次。

健哥说

用上臂式电子血压计测量血压需要注意三点：

第一，在测量之前要平静、放松，注意坐姿和露出上臂。

第二，袖带的中心位置要与心脏平齐，松紧适宜。

第三，测量过程中保持安静，测量后要记录好数据。

做好上述3点，测量血压的过程中人为误差就应该不大了。

3 电子血压计量血压的五大注意

据2017年的一项调查显示，在北京市医院就诊的高血压患者中，90%的家庭有血压计，其中，电子血压计占了一多半。可是，家里有血压计，既会使用，还知道测量血压的注意事项的患者却连六分之一都没有。本篇就跟你聊聊使用电子血压计的五大注意事项。

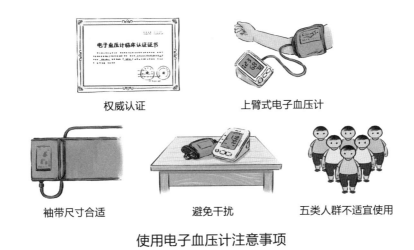

| 权威认证 | 上臂式电子血压计 |
| 袖带尺寸合适 | 避免干扰 | 五类人群不适宜使用 |

使用电子血压计注意事项

第一 | **选购需看"标"**

这个"标"是标准和标识的意思。血压计可不是随便买一台就行，建议大家购买已经通过国际标准认证的电子血压计。认证标准有英国高血压协会标准、欧洲高血压协会标准，或是美国医疗器械协会标准。这些内容在电子血压计的包装上都会有明显的标识。另外，在我国高血压联盟官方网站上，公示了经过认证的电子血压计品牌和型号，大家可以上网参考。

第二 | **首选"上臂式"**

现在，市场上的电子血压计有臂式、腕式、手指式等，但是，腕式和手指式测量的数值都不够准确。研究显示，经过认证的臂式电子血压计与台式水银血压计的准确程度没有区别。我国的高血压指南也推荐使用臂式电子血压计。

不知道你注意到没有，现在，很多医院的门诊或急诊使用的血压计，大多换成臂筒式电子血压计。这种电子血压计无需人工绑扎袖带，进一步减少了测量的误差。有条件的家庭也可以选用。

第三 | 根据上臂臂围尺寸选择合适的袖带

大多数电子血压计的袖带长度为 35cm，宽度为 12 ~ 13cm。这个尺寸适合臂围在 25 ~ 35cm 的人群，但是，肥胖或者臂围较大的人群应使用更大规格的袖带，儿童应该使用更小规格的袖带。

第四 | 测量时避开干扰

袖带太紧或位置不当、身体运动等情况会导致测量误差；避免在周围有电场的地方使用电子血压计，防止受电场干扰，影响测量准确度；测量血压时不要摇晃放置电子血压计的桌子；保证电源电量充足，因为充气和液晶显示均需耗电，电力不足也会影响测量的准确性。

第五 | 注意不适合使用电子血压计的人群

① 过度肥胖者。

② 心律失常患者。

③ 脉搏极弱，严重呼吸困难或低体温患者。

④ 心率低于每分钟 40 次和高于每分钟 240 次的患者。

⑤ 帕金森病患者。

4 血压控制到什么程度才算好

前两天，我去理发的时候，理发师小陈正在电话中跟人争论。挂了电话，给我理发的时候，小陈跟我闲聊："刘大夫，你说年纪大的人是不是就不听劝，我和我爸血压都高，医生明明让我把血压控制在 130/80mmHg 以下，可他偏说是 140/90mmHg，还说自己已经达标了！"

我笑着问他："你现在能要求你父亲跟你跑得一样快吗？"

小陈摇头说："当然不能啊！"

我回答他："那就对了，在体能上，年龄不同差异很大；在血压目标上，年龄差异这么大的老人和成年人自然也不一样了！"

小陈追问道："真的有不同的血压目标吗？具体是怎样的？"相信这也是很多高血压患者关心的话题，这里来详细说一下。

降压治疗的根本目标是降低发生心、脑、肾及大血管并发症和死亡的总风险，因此，降压目标也是需要根据患者个人病情制订的。

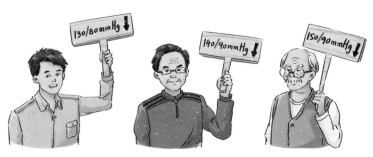

一般高血压患者　　　65～79 岁高血压患者　　　80 岁以上高血压患者

血压治疗的目标值

对于一般高血压患者，没有其他慢性疾病，降压的目标应该低于140/90mmHg，如果可以，应该进一步降低到130/80mmHg以下。

而老年高血压患者脉压差比较大，也就是收缩压和舒张压的差值比较大，如果过度降低收缩压，那么舒张压就会过低，容易引起体位性低血压或餐后低血压，甚至引发冠心病事件，因此血压目标相对宽松些。65～79岁的老年高血压患者，首先应降至150/90mmHg以下，如能耐受，可进一步降至140/90mmHg以下；而80岁以上的老年人低于150/90mmHg即可。

另外，一些特殊高血压患者的血压目标也不同：比如妊娠高血压患者，血压目标是150/100mmHg；高血压伴有冠心病、心力衰竭或者无蛋白尿的慢性肾病患者，血压目标是140/90mmHg；若是伴有蛋白尿的慢性肾病患者以及一般糖尿病患者，血压目标则更为严格，应低于130/80mmHg。

需要注意的是，上述的这些高血压目标值，一定是要在安静的环境下，

健哥说

血压的目标值对不同年龄、不同合并疾病的患者是不一样的，一般高血压患者可严格地降低到130/80mmHg以下，65～79岁的老年高血压患者若可以承受，目标是140/90mmHg以下，80岁以上的老年人血压目标要更宽松，是150/90mmHg以下。

根据最新发表的调查结果，我国高血压的发病率稍有下降，虽然知晓率、治疗率和控制率都有上升，但是仍然只有4成高血压患者接受了治疗，不到2成患者得到控制。高血压确实不能治愈，但降压治疗的获益在于避免心脑血管疾病的发生，了解自己的血压目标，越早把血压控制达标，获益就会越明显。

用电子血压计采取正确的方法所测的血压值,而不是在医院内,或者在嘈杂的环境中测量的血压。

5 血压比正常值高,怎么办

有位读者问我,她的父亲这几天血压都在137/83mmHg上下,和高血压的诊断标准相差无几了,这正常吗?当血压比正常血压的高限120/80mmHg要高,但比高血压的诊断标准140/90mmHg要低,医学上把这样的血压称为"高血压前期",那么,这个血压水平到底是正常还是不正常呢?

我国每4个成人中就有1个患有高血压,那么,你知道我国有多少人处在高血压前期吗?2018年4月,在《循环》杂志发表的一项调查显示,我国有4.35亿人处于高血压前期,相当于每两个成人中就有1个。

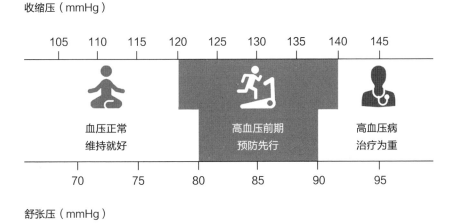

高血压前期

有这么庞大的高血压前期人群，那么高血压前期有危害吗？答案依然是肯定的！既然称为"高血压前期"，顾名思义就是即将发展为高血压的过渡期。研究发现，与血压正常（120/80mmHg）的人群相比，处于高血压前期的人群发生心血管疾病、脑卒中、心肌梗死的风险均成倍增加。

现在回到那位读者提出的问题，处于高血压前期，该怎么办呢？

目前认为，采取积极的防控措施可以显著降低发生高血压的风险，临床上主要以控制饮食、加强运动和药物干预为手段。

控制饮食

首先是限盐，盐摄入越多，血压水平越高，严格限盐可有效降低血压。中国营养学会推荐，健康成人每日食盐摄入量不宜超过6g，限制钠盐的摄入是预防高血压最廉价有效的措施。其次，要限制每日饮食摄入的总热量，包括减少烹调用油量、胆固醇以及反式脂肪酸（比如氢化植物油、人造奶油、牛羊肉及脂肪等）的摄入；还要注意营养均衡，应适量补充蛋白质，增加新鲜水果和蔬菜的摄入。

加强运动

研究显示，高血压前期人群若每周运动少于5次，发生冠心病的风险更高；但是，如果每周进行5次，每次30～60分钟中等或以上强度的有氧运动，如快走、慢跑、骑自行车等，可以降低远期心血管疾病发生的风险。

药物干预

如果高血压前期人群伴有高血脂、肥胖或高血糖等1个或多个高危因素时，或者在调整饮食和加强锻炼后血压仍处于高限，建议使用适量的降压药物进行干预。用药种类和剂量，需要临床医生根据患者的具体情况进行合理建议。

健哥说

当收缩压在 120 ~ 139mmHg，舒张压在 80 ~ 89mmHg 时，称为"高血压前期"。高血压前期将逐渐发展为高血压，而且高血压前期人群发生心血管事件风险较大。应该采取防控措施，先控制饮食和加强锻炼，必要时，依据医生的评估和指导进行药物干预。"血压比正常值高"，你就要给予高度重视了！

6 单纯高压（收缩压）高，也是高血压

最近一个朋友问我说："我就是高压（收缩压）高点，低压（舒张压）正常，是不是还没到高血压呢？"其实，这是个误区。

事实上，无论是高压，也就是收缩压（限值是 140mmHg），还是低压，也就是舒张压（限值是 90mmHg），只要其中一个比限值高，就可以诊断为高血压。

单纯收缩压升高的情况，常见于 60 岁以上的人群，医学术语称之为"单纯收缩期高血压"。比起舒张压，收缩压与心脏、脑部和肾脏事件的关系更为密切，单纯收缩期高血压的患者心脑血管事件风险更高。

为什么会只有收缩压升高了呢？原来，随着年龄的增长，从心脏往外泵血的主动脉及其分支的弹性会逐渐降低，血管就会变得僵硬，就像老化的橡皮筋，在使劲拉扯之后却缩不回去了。

收缩压，是左心室收缩将血射向主动脉壁产生的压力，主动脉越僵硬，产生的压力就越大，收缩压也就越高。

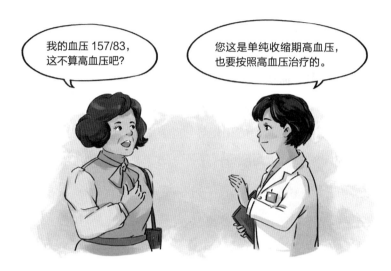

单纯收缩期高血压

而舒张压，是主动脉受到血流冲击扩张之后回缩产生的压力，由于主动脉壁弹性减小，被动扩张和回缩都达不到之前的程度，导致舒张压降低。因此，年龄的增长会导致收缩压升高、舒张压降低，容易出现单纯收缩期高血压。

那么，单纯收缩期高血压需要治疗吗？答案是肯定的！我国做的一项关于单纯收缩期高血压的研究显示，降压治疗使这类患者的死亡率降低 55%。国际上的相关研究也表明，降压治疗可以降低单纯收缩期高血压患者的心脑血管事件发病率和死亡率，减少痴呆的风险。

和普通高血压一样，改善生活方式和降压药物治疗也是单纯收缩期高血压患者的主要治疗手段。

对于收缩压在 140 ～ 149mmHg 之间，而且没有心脏、肾脏损害的患者，首先建议积极改善生活方式，包括限制食盐摄入、戒烟限酒、维持理想体重，等等。若观察 2 ～ 3 个月后，收缩压仍高于 140mmHg，应该寻求降压药物治疗。

如果收缩压高于 150mmHg，或者在 140 ~ 149mmHg 之间，但伴有心脏、肾脏损害的患者，应该在改善生活方式的同时，开始药物治疗。

健哥说

无论是收缩压还是舒张压，只要其中一个高于限值，就应该诊断高血压。在临床上，多见单纯收缩期高血压的患者。改善生活方式和降压药物治疗等降压手段，可以使这类患者减少心脑血管事件的风险。

如果大家发现自己的血压有上述情况，应该记录好血压数值并寻求医生的帮助。

7 血压为啥总是不平稳

前几天出门诊，有位患者向我抱怨："我已经购买了新的电子血压计，也按照你的建议采用了正确的测量方法，但是，为什么每次测的结果都不一样？是不是血压计不准呢？而且我平常也按时服用降压药，为什么血压还是忽高忽低呢？"

人体血压有昼夜变化的规律，血压有峰有谷，这是血压在一天里的趋势，但是，仔细观察，其实人的血压是时刻都在变化的。

气候、心理、身体等很多因素会使血压波动，小到吃饭、喝水、走路，大到情绪激动、运动等都会造成血压的波动。我经常开玩笑地跟患者形容，血压波动就像股市那样，肯定是有涨有跌的嘛，不同的是，对股市我们盼着上涨，而对血压，我们就盼着它能下降一些。

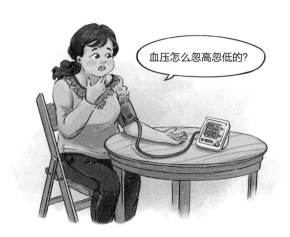

血压波动正常吗

大家应该听说过，每当情绪紧张，需要缓解的时候，多数人都建议做深呼吸。这个过程从血压的角度来看，情绪紧张时血压升高，而几次深呼吸之后，血压就缓慢地降下来了。

因此，血压是不断波动的，即便是连续测量，每次的血压值可能都不一样。只要血压计硬件没问题，按照规范的测量步骤进行，测出来的血压值就是当时真实的血压。

我们建议高血压患者不要过于计较某次的血压值轻度升高或者降低，更不要因为自测的几次血压高低而随意调整药量，这样更不利于血压稳定。

另外，测量血压的次数不宜过于频繁，不能想起来就测，还有些患者调闹钟半夜起来测血压，这样就破坏了夜间的生理状态，而不是真实的夜间血压。对这些患者我会说："有空就量血压，这也是病，也得治！"

还是像前面所说的，血压应该在早、晚测量：早上，在起床排尿后，且服药前进行测量；晚上，在临睡前进行测量。血压平稳的患者可以每周测1天；血压未达标的患者可连续测量7天。每次连续测量2～3遍，每遍间隔1分钟，由于第一遍的测量值往往偏高，可以取后两遍血压的平均值来记录。

> 人体血压值每时每刻都在变化，一时的升高或降低不足以说明血压的整体情况，不必纠结于某次血压值的偏高或偏低，更不能自己擅自增减药量。自测血压也不要过于频繁，血压平稳的患者每周挑选 1 天进行测量，血压未达标的患者连续 7 天，早晚各测量 1 次即可。

健哥说

8 高血压能治愈吗

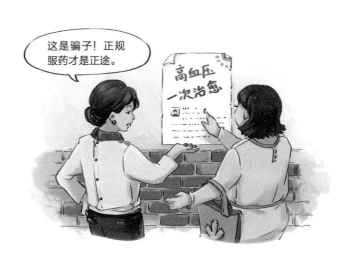

高血压能治愈吗

　　我国高血压患者非常多，根据 2015 年的数据，每 4 个成人里至少有 1 个高血压患者。在门诊中也经常碰到高血压患者，不少患者都问过我"高血压能治愈吗"，本篇就来谈谈这个话题。

其实，想知道高血压能不能治愈，应该先来找找高血压形成的原因。遗憾的是，目前有90%以上的高血压的原因还不明确，医学上称为"原发性高血压"；剩下不足10%是由其他疾病引起的高血压，称之为"继发性高血压"。

本篇探讨的是"原发性高血压"，从这个角度来说，既然原因尚不明确，又何谈治愈呢？因此，要明确，原发性高血压是不能治愈的慢性疾病！

有些患者说，医生诊断了高血压，但我也没有症状，为什么还要吃降压药呢？

我的建议是，即使没有症状，诊断了高血压的患者，也应该服用降压药！

高血压是慢性疾病，大部分患者的血压是一点一点地升高，而不是一下子升高很多，机体在血压逐渐升高的时间里已经适应了较高的血压水平，所以，大部分高血压患者没有明显症状。

但是，机体的适应能力是有限的，一旦血压过高或其他诱因导致机体承受能力下降，就可能引发高血压危象、卒中等严重并发症，甚至危及生命！

高血压对人体的影响，有点像"温水煮青蛙"，虽然适应了逐渐的"量变"，但也要预防"质变"的发生。

还有些患者问，"我吃了一段时间降压药，血压控制平稳了，这不就是治愈了吗？为什么还要继续吃药呢？"

这里再次强调，高血压不能治愈，只能通过改善生活方式、药物治疗等综合措施进行控制，"坚持服药是高血压患者的长寿之路"。

治疗高血压的目的是使血压控制在正常范围，从而降低脑卒中、急性心肌梗死和肾脏疾病等并发症的发生，以及减少死亡的风险。如果高血压患者停了药，血压会再次升高，血压波动过大很可能会导致甚至加速心脑血管事件发生。

另外，还有患者问："有广告说高血压可以被治愈，有这样的灵丹妙药吗？"

我们要郑重地提醒：不管在何地、何种媒体宣传的，能根治高血压的"灵丹妙药"，都是虚假宣传！不但没有这样的"灵丹妙药"，所谓保健品的降压作用也不能达到治疗目标。高血压患者们一定要擦亮眼睛辨别真伪！

健哥说　以目前的医学手段，高血压还不能被治愈，诊断了高血压的患者，需要长期甚至终身服用降压药。患者不要偏听偏信，世上也绝无什么"灵丹妙药"，"积极改善生活方式，遵照医嘱规律服药"才是最有效的治疗方法。

9 降压药得早上吃

高血压患者可能会注意到一个现象，当你去医院取药的时候，临床药师往往会在药盒上注明"降压药要在早上吃"。降压药为什么需要在早上吃呢？不同时间吃药到底有什么区别？本篇就来聊聊这个话题。

降压药什么时候吃，这要取决于两个方面：人体血压的昼夜变化规律，以及药物作用的时间规律。

首先来看人体血压昼夜变化的规律。这血压的变化，就跟城市的交通一样，有早高峰和晚高峰。多数人的血压，在夜间睡眠时降到最低水平，早晨醒来后快速升高，在上午 6 ~ 10 点达到第一个峰值，随后，缓慢下降，下午 3 ~ 5 点出现第二个峰值。

"两峰一谷"是人体血压的生物钟，多数高血压患者的血压也遵循这个规律，但是，总体血压水平较高，波动幅度也较大。从夜间血压低谷到"早高峰"上升速度较快，对身体各个器官都有影响，因此，早上 6 ～ 10 点是心脏事件发生的高峰，也被称为心血管疾病的"**魔鬼时间**"。

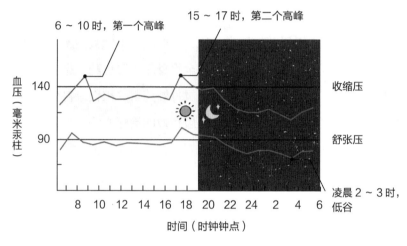

人体血压昼夜变化的规律

其次，再来看药物作用的时间规律。患者服用降压药的主要目的，是通过有效地控制血压，最大限度地减少心血管疾病和死亡的发生风险。

大家知道，从服药到药物起效需要一定的时间，而且，我们常用的缓释片和控释片在服用后，都会出现一个药物作用的小高峰，然后，再趋于平稳地降低血压。

依据上面讲述的血压昼夜变化规律，首先，需要控制血压的早高峰，其次，是要把全天的血压水平控制在达标范围。因此，建议大多数降压药，应该在"早上起床后服用"，这样，药物可以在早上起效，并且，在白天持续地降压。

不过，有少数患者的血压变化较为特殊，夜间血压比较高，从原本的低谷变成了小山峰。这时候，我们建议将降压药放在睡前服用，这样可以降低夜间血压，帮助患者恢复正常的血压变化规律。

> 本篇讲述了人体血压变化的规律，应该以此来安排服药时间，这在医学上被称为"时间治疗学"。
>
> 多数高血压患者存在"两峰一谷"的血压变化特点，既要降低晨起血压，又要全天平稳地降压，"早晨起床后服用降压药"是合理的选择。

健哥说

10 高血压除了限盐，还要控糖

提到高血压患者的饮食，大家首先想到要少吃盐，但是，很少人会注意到，吃糖太多，也会导致血压升高。

2014 年的一篇研究发现，连续 2 个月或者更长时间摄入高糖，可使收缩压升高 7.6mmHg，舒张压升高 6.1mmHg。我们每天摄入单糖（游离糖）的多少影响着人体的健康，游离糖供能占 25% 的人群，比占 10% 的人群的心血管疾病死亡风险升高将近 3 倍。

因此，世界卫生组织制定的《成人和儿童糖摄入量指南》中建议，成人和儿童应把添加糖摄入量控制在总能量摄入占比的 10% 以内。《中国居民膳食指南（2016）》中指出，添加糖摄入量建议每天不超过 50g，最好控制在 25g 以下。

很多人会说："我不爱吃糖啊！"没错，爱吃糖果的成人确实不多，但是，在生活中，糖却"无处不在"。比如面包、麦片、酸奶等，这些看似不含糖、甚至某些声称"无糖"的食品，含糖量都很惊人。

这里说的糖，指的是"游离糖"，主要包括在生产食品和烹调过程中额

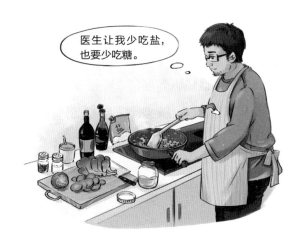

高血压限盐控糖，一个都不能少

外添加的糖，以及蜂蜜和糖浆中含有的天然糖。游离糖是升高血压的重要推手之一。游离糖不包括蔬菜和水果中自身含有的糖分、奶类中的乳糖、主食及薯类的淀粉等，目前没有证据表明这些糖会危害健康。

高血压患者应该严格控糖，对照文后的加工食品含糖量表格，吃 2 片（100g）切片面包（摄入糖 7.97g），喝 200ml 豆浆（摄入糖 17.84g），仅仅这两种食品的含糖量已经超过了严格控糖的标准。

那么，高血压患者应该怎么控制糖的摄入呢？首先，应该尽量少吃或不吃加工食品，在购买加工食品前要加以鉴别，对自己吃的"糖"的总量要有所了解。其次，做菜的时候也要少加糖，最好依靠食材本身的甜度进行烹饪。

怎样鉴别加工食品的糖含量呢？这里，我们要再次强调查看"营养成分表"的重要性。因为，含糖量可以在"营养成分表"中查看，也就是"碳水化合物"一栏。有些食品没有单独标识"糖"的含量，但如果白砂糖、果葡糖浆等添加糖出现在配料表前 3 位，就说明含糖量是偏高的。

另外，提醒大家注意"营养素参考值％（NRV%）"，这个数值是指，该食物所提供的营养成分占一天人体需要量的百分比。如果 100g 饼干的碳水化合物的营养素参考值为 32%，就是说，吃掉这 100g 饼干，就吃下去了一天所需糖摄入的 32%。

健哥说

糖吃多了，会升高血压。高血压患者在食用加工食品前，应查看营养成分表。做菜时少加点糖，把每天的糖摄入量控制在 25g 以下。

控制血压，要从了解自己吃的食物开始，不仅仅要限盐，还要控糖，加上健康的生活方式和遵照医嘱服药，血压就能安全、平稳地控制好。

延展阅读

常见食品的含糖量

饮料及乳制品中的含糖量

食物类别	平均总糖（g/100ml）	食物类别	平均总糖（g/100ml）
果蔬汁		蛋白饮料	8.92
果汁	11.9	功能饮料	8.22
复合果蔬汁	10.8	咖啡饮料	7.25
番茄汁	3	植物饮料	6.86
果奶味饮料	11.5	茶饮料	4.63
汽水	9.77	舒化奶	6.09

续表

食物类别	平均总糖（g/100ml）	食物类别	平均总糖（g/100ml）
牛乳	7.44	原味	11.3
风味酸乳		含果粒（酱）	14.2
原味	10.9	固体奶茶	
含果粒（酱）	13.9	奶茶	30.1
风味发酵乳		咖啡	34.9

注：果汁，主要为橙汁、葡萄汁，少量为雪梨汁、山楂果茶汁、椰子汁；蛋白饮料，指核桃和杏仁露、不同口味的乳饮料；植物饮料，指液体豆浆、豆奶和燕麦浓浆；茶饮料，指凉茶、茉莉茶、绿茶、菊花茶；固体奶茶单位为 g/100g

饼干、糕点、面包和糖果中的糖含量

食物类别	平均总糖（g/100g）	食物类别	平均总糖（g/100g）
饼干		糕点	
发酵饼干	2.39	西点蛋糕	10.5
韧性饼干	13.2	冷加工糕点	19.7
装饰饼干	14.9	热加工糕点	19.8
酥性饼干	15.2	面包	
曲奇饼干	19.7	切片面包	7.97
蛋卷	21.2	全麦面包	8.05
夹心饼干	21.9	面包棒	14.9
威化饼干	27.2	夹心面包	18.4
巧克力制品	42	冰淇淋	14.8
黑巧克力	28.8	果冻	11.6

注：发酵饼干，指香葱、芝麻等口味的苏打饼干；韧性饼干，指早餐饼干、手指饼干；装饰饼干，指有涂层的饼干；酥性饼干，指巧克力、黄油和葡萄干曲奇；夹心饼干，指奶油夹心或奶油和果酱混合夹心的饼干；威化饼干，主要为巧克力味夹心的威化饼干；西点蛋糕，指蓝莓和芒果口味的慕斯蛋糕、黑森林蛋糕；冷、热加工糕点均是按照食品标签标示进行分类；切片面包，指除全麦面包外，食品形态为切片状的不同口味的面包；全麦面包，指食品标签上标示有"全麦"的面包；面包棒，指不同口味的长条状面包；夹心面包，指含有夹心类物质如紫薯、香芋、豆沙和果酱等的面包；巧克力制品，指巧克力豆、含有榛果和葡萄干的巧克力和威化巧克力；冰淇淋，指巧克力和香草口味的不同品牌冰淇淋；果冻，指不同口味和形态的果冻

其他甜食中糖的含量

食物类别	平均总糖（g/100g）
果酱	65.9
水果罐头	15.7
添加其他营养成分的燕麦片	31.7
原味燕麦片	2.25
早餐谷物	19.3
速冻甜食	7.31
即食粥	4.18

注：果酱，指草莓、蓝莓和什锦果酱；水果罐头，指椰果、雪梨、山楂和黄桃水果罐；添加其他营养成分的燕麦片，指食品标签声称"高钙""高纤""高铁"的燕麦片；早餐谷物，指食品标签声称"早餐谷物""早餐小饼"和"即食谷物"以及玉米片的谷物甜食；速冻甜食，指需冷冻保存的南瓜饼、豆沙包、奶黄包和汤圆；即食粥，指食品标签声称"燕麦粥""八宝粥""黑米粥"的食品

声称"无（添加）蔗糖"和"无糖"的食品中糖含量

食物类别	平均总糖（g/100g）
无（添加）蔗糖	
无添加蔗糖果汁	1.38
无蔗糖风味发酵乳	7.64
无蔗糖风味酸乳	4.32
无糖（不加糖）	
不加糖植物饮料	0.78
无糖黑芝麻汤圆	0.49

注：根据 GB 28050—2011《预包装食品营养标签通则》中对无糖食品的糖含量要求[无或不含糖食品的糖含量 ≤ 0.5g/100g（固体）或 100ml（液体）]

11 高血压患者就诊要带啥

小陈前几天在我的门诊确诊为高血压，给他开完药后，他问我："刘大夫，下次来复诊我要带什么东西来呢？"这是一个好问题，大型医院患者众多，医生能给每位患者的诊疗时间确实有限，如何高效地完成诊疗，这是一个很现实的问题。如果每位高血压患者在就诊前都做好准备，就会明显提高每次的诊疗效率。

要想在有限的时间内把你的病情完整高效地传达给医生，就需要了解医生在看病时是根据哪些信息来判断病情的。对于复诊的高血压患者，医生需要了解以下三点。

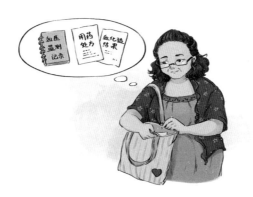

高血压患者就诊需带 3 样资料

第一 ● 血压监测记录

就诊前，最好先在家里监测数日血压，在不影响工作及生活的前提下，勤测量（早、晚各测量一次），并做好记录，包括日期、时间、血压数值，以及当时是否有头晕、头疼等症状。我们的血压会随着情绪、运动等情况而变化，仅仅一次诊室血压数据不能反映整体情况，更不能以此作为调药的依据！因此，患者的自我血压监测数据对于治疗方案的修订起到至关重要的作用。

第二 ● **目前的用药方案**

如果血压监测数值不稳定，在复诊时一定要带上现在用药的方案，包括药物化学名、每片剂量、每日几次，每次几片以及服用后的反应，等等。如果记不住药名，可以带上药盒、处方或药物说明书。医生只有在了解目前用药的情况下，才能制订新方案。若是对目前的用药一问三不知，医生谈何修改方案呢，盲目修改的话，新方案作用可能还不及原方案，或者增加的新药与原来药物之间产生配伍禁忌，从而造成一次无效的就诊。

第三 ● **最近的化验结果**

除了血压的情况，医生还需要结合相关的合并症情况来判断病情，比如，糖尿病、肾病、高脂血症等情况。这些合并症的控制情况将会直接影响血压的达标。如果近期（尽量3个月内）有相关的检验报告，包括肝功能、肾功能、尿酸、血脂、血糖等生化结果以及尿常规，就诊时可以给医生作为参考。

另外，需要提醒大家的是，就诊当天最好穿着宽松的衣服，方便充分暴露上臂，以便测量血压。

健哥说

医生和患者都希望提高每次就诊的效率，高血压患者若能在就诊前准备好血压监测记录、目前的用药方案以及最近的化验结果这三种资料，就能在就诊时与医生流畅沟通，有助于获得良好的诊疗效果。

12 家庭自测血压，既有效，又省钱

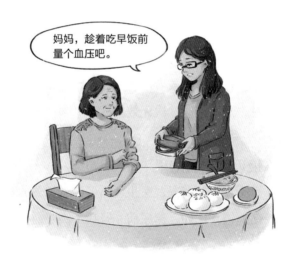

家庭自测血压

2018年美国科学会议上公布了一个研究，再一次肯定了家庭自测血压对血压控制的重要性，不仅有效，还能省钱。

研究对2550名高血压患者在6个月的家庭自测血压后，有80%患者的血压达标，而在1年随访结束时，他们的收缩压和舒张压平均下降了

16.9mmHg 和 6.5mmHg。研究还发现，定期的家庭自测血压，降低了患者急诊的就诊次数和药物费用。

我国高血压患者近 3.3 亿，而且，其中有 1.3 亿患者还不知道自己已经患病，只有 0.4 亿患者血压控制达标。患病率高、知晓率低的背后，其实是家庭自测血压开展的缺失所导致的。

2017 年，北京某三甲医院门诊调查结果显示，只有五成患者会进行家庭自测血压，而且，即使进行了监测的患者也大多不会记录数据，更不会在就诊前测量血压，并将数据提供给医生。

我们认为，家庭自测血压可以从三个方面改善高血压治疗现状。

第一 除了高血压患者需要血压监测，血压正常的人也需要定期测量血压（每月一次，或者有头晕、头痛等症状时），这样就可以及时发现血压升高，从而提高知晓率，及早诊断和治疗。

第二 家庭自测血压的次数和天数越多，就越能准确、全面地反映日常生活状态下的血压水平，有助于识别患者见到医生一时紧张而造成的"白大衣性高血压"。进而提高了确诊率，减少了误诊率。

第三 家庭自测血压让患者重复了解自身的血压水平，促使患者积极控制血压，另外，血压监测数据为医生调整降压治疗方案提供依据，提高血压的控制率。

所以说，让自动电子血压计像冰箱、彩电一样走进每个家庭，让每个家庭成员进行家庭血压监测，并且将监测数据提供给医生，是提高高血压知晓率与控制率的有效手段。

健哥说

首先，我国高血压患者众多，知晓率却不高；其次，家庭自测血压可以有效提高高血压的知晓率与控制率；再次，要勤测量，每天早（早上服药前）、晚（晚上临睡前）各1次，血压平稳后可以每周测1天，这1天也是早、晚测1次；最后，我们呼吁大家，无论你的血压是否正常，都应该定期测量，记录数据。高血压患者应该把数据提供给医生，以便医生帮助你调整治疗方案。

家庭自测血压既方便有效，又省时省钱，大家何乐而不为呢？

深阅读

吃进去的药原样排出，这是假药吗

有些患者服用了某种药物后，第二天发现药物"原封不动"地被排泄出来，患者们就会怀疑，"我是不是买到了假药？"或者担心因为自己的原因吸收不了这种药物？无论何种情况，这都挺让人恐惧的。这种"整片吃、整片排"的现象，也可能是正常的现象。

药物的名称中带有"控释片"，或者某些"缓释片"的药物，就有可能导致"整片吃、整片排"的现象。其实，这是由于这些药物的制作工艺里，使药片结构中含有微孔膜包衣片、不溶性骨架片的骨架，或者渗透泵片的生物学惰性组分等成分，而这些成分在胃肠道中不会被破坏，会随着粪便整体排出体外。

打个比方，大家都见过"固体空气清新剂"，当我们把封膜撕开后，里面的胶体就会慢慢地挥发，最后，剩下个空盒子。而患者看到排出的"整体"药片，其实，就是个"空盒子"。

当然，药片使用的技术要比这个比喻里说的"高大上"许多。虽然，不同药物在制作上采用的技术不太一样，但其主要的功能是相似的，这些结构大都是为了让药物成分缓慢地、可控地释放，这样，患者每天只需要服用1次，就可以保证全天稳定的血药浓度和疗效。这也就是药片取名为"控释片"或者"缓释片"的原因。

那么，患者怎么能知道某种药物是否会有"整片吃、整片排"的现象呢？先观察药品名是否带有"控释片"或者"缓释片"；其次要查看说明书，按照说明书来服用。而且，药品说明书中也应有相关的"警示语"，有可能会提示"药片完整排出"属于正常现象。

需要大家注意的是，即使不清楚药片为何会整片排出，也不应该补服药品，或者把药品掰开服用，这可能会造成药物过量或者药物突然大量释放而引发不良反应。

健哥说

某些"控释片"或"缓释片"，由于采用了"控释"或者"缓释"技术，"整片吃进去，整片排出来"是正常的现象，排出的只是不会被消化的成分，而里面的药品有效成分已经被吸收。如果发现了药品整片排出，首先，应该查看说明书，如果在说明书中没有找到答案，可以咨询医生或临床药师，以寻求专业的解释。

有冠心病又有高血压，能拔牙吗

最近有患者问我，患有冠心病和高血压的人能拔牙吗？如果能够拔牙，有没有什么需要注意的事情？

一提到拔牙，首先想到的，就是疼痛和流血，那可是一种莫名的心理恐惧！而对患有冠心病、高血压的患者来说，这更是一场考验。恐惧会导致心率加快、血压升高，加重心脏的负担，从而可能诱发心绞痛、甚至心肌梗死或者脑卒中。

因此，患有冠心病、高血压的患者在拔牙的时候，需要注意以下一些问题。

第一 ● 看血压的水平
当血压稳定在 160/90mmHg 以下时，可以接受拔牙术，如果血压偏高，应该先控制血压，再考虑拔牙。

第二 ● 看患者的心脏功能或看疾病的症状是否严重
如果进行散步等一般性活动，没有出现疲乏、心悸、呼吸困难、胸痛等症状，这时候拔牙相对是安全的；但是，如果胸闷、憋气等症状明显，我们建议你应该先到心内科进行治疗，待症状缓解后再决定是否去拔牙。

第三 ● 如果伴随有严重的心律失常，如频繁发生心率低于 50次/min，则可能发生了室性早搏、窦性心动过缓，不宜拔牙。

第四 ● 肝、肾功能异常者，也不宜拔牙。

评价完这三个方面，可以拔牙的患者也不能放松警惕，在拔牙前、后也需要注意以下一些问题。

在拔牙前：

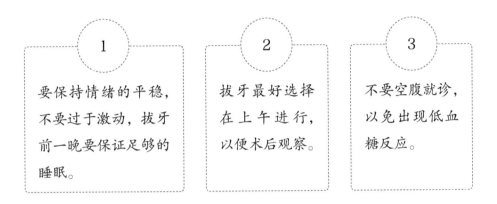

1	2	3
要保持情绪的平稳，不要过于激动，拔牙前一晚要保证足够的睡眠。	拔牙最好选择在上午进行，以便术后观察。	不要空腹就诊，以免出现低血糖反应。

在拔牙的过程中，如果出现头晕、头痛、胸痛等症状，要告诉医生，以便医生及时采取救治措施。

拔牙后，要注意休息，2 个小时后，才能吃点像米粥那样的流食；当天不能做剧烈运动或重体力劳动；拔牙后 2 ~ 3 小时以内，口水中有血丝等情况，属于正常现象，但是，口腔中出现较多出血，应该及时就诊，采取必要的止血措施。

所以，对患有冠心病和高血压的患者，需要做血压或心脏功能方面的评估，才能决定能不能拔牙。同时，患者还要了解拔牙前后的注意事项。当然了，患者最好能在牙病发生的初期就及时治疗，这样才是对牙齿和心脏最好的保护。

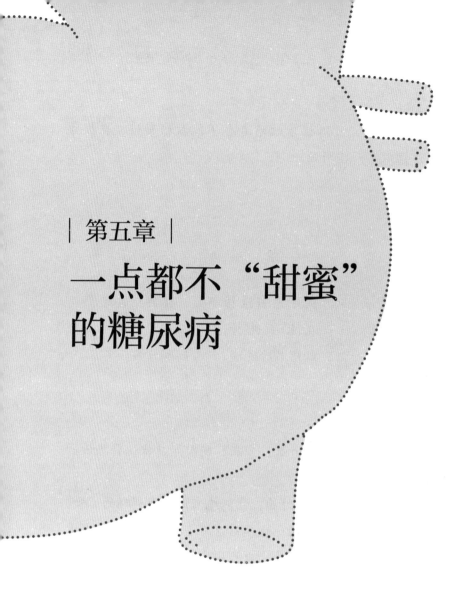

| 第五章 |

一点都不"甜蜜"的糖尿病

1 糖尿病患者都有"三高一低"吗

我们科护士小张前两天跑过来问我,她表姐才43岁,被诊断出了"2型糖尿病"。据小张说,她表姐除了体型胖点没有其他任何不适,更没有糖尿病常见的"三高一低"的症状。

其实,糖尿病有两种类型:1型糖尿病和2型糖尿病。1型糖尿病少见,发病年龄较轻,大多在30岁以下;2型糖尿病约占糖尿病的90%,多在35～40岁以后发病,肥胖者居多。

不过,并非所有患者都有典型症状,这也正是2型糖尿病的可怕之处,由于其隐匿期可长达10年,很多患者在诊断之前其实早已患病多年。因此,早发现、早控制,阻止糖尿病的"后备军"转入"正规军",是治疗2型糖尿病的重要一环。因此,除了典型症状之外,我们还有必要了解2型糖尿病早期的各种蛛丝马迹。

糖尿病患者的血糖水平长期高于标准值,为了平衡代谢运转,首先身体会增加尿量,以便排出多余糖分,患者就会出现"多尿"的症状;其次,由于排出的水分增多,患者会感到经常口渴,从而增加饮水量;同时,由于热量的丧失,身体还会变得消瘦;最后,由于无法正常利用葡萄糖,加之大量葡萄糖随尿液排出,患者大脑的"饥饿中枢"就会得到刺激而发出饮食的指令,从而出现经典的"三高一低":吃得多、饮得多、尿得多、人消瘦。

实际上,1型糖尿病患者更多会表现出"三高一低"的症状,2型糖尿病患者只有少数有此表现。血糖的升高,会给身体造成广泛影响,其表现林林总总，而且容易与其他疾病的症状发生重叠。下面总结了 2 型糖尿病的四点特征，大家一起了解一下。

第一 女性患者如果有异常分娩史（如原因不明的多次流产、早产等）或在妊娠期间有血糖升高，应警惕糖尿病。男性如果出现性功能障碍，在排除泌尿生殖道病变后，也应考虑到糖尿病的可能。

第二 血糖升高会降低人体的免疫力和自愈力，使伤口不易愈合，皮肤反复发生感染。

第三 血管病变也是糖尿病的危害之一。可出现糖尿病视网膜病变，甚至引发白内障；还可能引发动脉粥样硬化和冠心病。如果年纪尚轻，就已经检查出这些疾病，应排除糖尿病的可能。

第四 当血糖影响到末梢神经的时候，患者会有手脚麻木的感觉；血糖水平的异常也会影响到人的情绪，使人变得暴躁、烦闷，甚至出现抑郁症等表现。另外，糖尿病患者会感到不明原因的疲劳。

如果您有上述特征，可以对照下表，根据您的年龄、性别、腰围、体重指数（BMI）、收缩压以及糖尿病家族史这六项指标进行评分（其中体重指数 = 体重 / 身高 ^{2}，单位为 kg/m^2）。

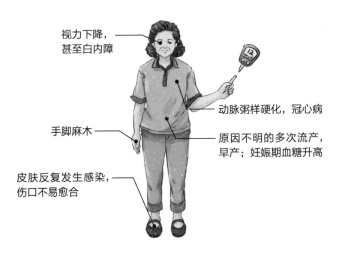

视力下降,
甚至白内障

动脉粥样硬化,冠心病

手脚麻木

原因不明的多次流产,
早产;妊娠期血糖升高

皮肤反复发生感染,
伤口不易愈合

2型糖尿病的特征

糖尿病风险评分表

年龄(岁)	分值(分)	腰围(cm)	分值(分)
20 ~ 24	0	< 75(男)或< 70(女)	0
25 ~ 34	4	75 ~ 79.9(男)或70 ~ 74.9(女)	3
35 ~ 39	8	80 ~ 84.9(男)或75 ~ 79.9(女)	5
40 ~ 44	11	85 ~ 89.9(男)或80 ~ 84.9(女)	7
45 ~ 49	12	90 ~ 94.9(男)或85 ~ 89.9(女)	8
50 ~ 54	13	≥ 95(男)或≥ 90(女)	10
55 ~ 59	15	**收缩压(mmHg)**	**分值(分)**
60 ~ 64	16	< 110	0
65 ~ 74	18	110 ~ 119	1
体重指数(kg/m^2)	**分值(分)**	120 ~ 129	3
< 22	0	130 ~ 139	6
22 ~ 23.9	1	140 ~ 149	7

续表

体重指数（kg/m²）	分值（分）	收缩压（mmHg）	分值（分）
24 ~ 29.9	3	150 ~ 159	8
≥ 30	5	≥ 160	10
糖尿病家族史	分值（分）	性别	分值（分）
否	0	女	0
是	6	男	2

注：如果分值 ≥ 25 分，您应该直接前往医院进行口服葡萄糖耐量试验（OGTT）；如果分值 < 25 分，可以检测空腹血糖或随机血糖

健哥说

2 型糖尿病很常见，要早发现、早治疗。首先是保持健康的生活方式；其次，要注意身体的变化，是否出现了糖尿病的早期表现；最后，应定期进行身体检查，尤其对于肥胖、中老年以及有明确糖尿病家族史的朋友，更应做到"没病找病"，定期主动检测血糖，争取将糖尿病"扼杀"在摇篮中，赢得健康的生活。

2 冠心病患者，也要小心这个病

一天门诊，小刘拿着化验单急忙来找我："刘大夫，您看我的血糖怎么不正常？平时也没什么感觉，需要治疗吗？"原来，小刘上次因为心脏不舒服，在我的门诊检查出了冠心病，我给他开了化验单检查血糖、血脂的情况，这不，还真查出问题来了。

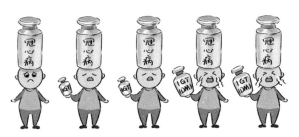

每5个冠心病患者，4个合并糖耐量异常（IGT），
其中2个合并糖尿病（DM）。

冠心病和糖尿病的关系

为什么冠心病容易合并糖尿病，冠心病合并糖尿病需要治疗吗？

研究表明，超过4成的冠心病患者伴有糖尿病，超过8成的冠心病患者糖耐量异常。糖耐量异常，指的是空腹血糖或者餐后2小时血糖超过正常范围，但是，还未达到诊断糖尿病的标准，也就是说空腹血糖在6.1～7.0mmol/L或餐后2小时血糖在7.8～11.1mmol/L。

那么问题来了，冠心病和糖尿病，究竟哪个是"鸡"，哪个是"蛋"呢？

回顾既往的研究，我们发现，糖耐量异常或者糖尿病是促使患者更易患有冠心病的重要原因。糖尿病，是一种全身性的代谢紊乱性疾病，它不仅会影响糖类的代谢，导致高血糖；还会影响蛋白质和脂质代谢，引起血脂异常，从而导致血管壁损伤、狭窄，诱发冠状动脉发生硬化；另外，糖尿病还会促进血管的炎症反应，导致更容易形成血栓，从而引发心肌梗死。

对于血糖控制不佳的冠心病患者，未来发生心肌梗死，甚至引发猝死的风险显著增加；而血糖控制达标的患者，远期可以降低42%～57%的心血管事件。因此，合并糖尿病的冠心病患者，需要把血糖控制好，如果血糖控制不理想，就很可能会加重冠心病的病情！

此外，合并糖尿病的冠心病患者，还要警惕"无痛性"心肌梗死的发生。原因是糖尿病会导致患者发生神经病变，从而降低人体对于痛觉的敏感度。本来，胸痛、胸闷等症状能够起到警示作用，引起患者重视，从而采取积极的治疗措施。如果人体对痛觉反应迟钝，感受不到胸痛等症状，就有可能延误，甚至错过对心肌梗死的及时救治。

因此，对于疑似或确诊了冠心病的患者，都应该检查血糖情况，即使血糖正常，也应该每半年检查一次；若血糖异常，应在医生的指导下采取措施，积极地控制血糖，在血糖控制平稳后，每3个月复查一次。

健哥说

冠心病患者合并糖耐量异常或者糖尿病是很常见的，但是，患者的知晓率却很低。糖耐量异常和糖尿病会增加冠心病的风险，甚至可能会掩盖冠心病或者心肌梗死的症状，导致严重后果。因此，冠心病患者应该定期检查血糖，及早发现血糖异常的情况，并及时进行治疗。

3 当冠心病遇上糖尿病，血糖怎么控

上篇介绍了冠心病患者容易合并糖尿病，而且，强调了冠心病合并糖尿病时控制血糖的重要性。本篇来说说冠心病合并糖尿病患者血糖的控制目标是多少；在血糖控制上，还需要注意哪些事情。

当医生接诊冠心病合并糖尿病的患者时，血糖的控制目标不是一拍脑门就能制订的，而是需要综合考虑很多因素，比如：患者的年龄、是否合并其他慢性疾病、病程的长短，是否有低血糖风险等。因此，血糖的控制目标是个体化的。大致可以总结为以下三种情况。

第一 对于一般成年患者,血糖控制目标为:糖化血红蛋白低于7.0%,空腹血糖低于7.0mmol/L,餐后2小时血糖低于10.0mmol/L。

第二 对于糖尿病病程较短、预期寿命较长、无并发症的患者,在不发生低血糖的情况下,可考虑将糖化血红蛋白控制在6.5%以下,达到血糖水平正常化,即空腹血糖低于6.1mmol/L,餐后2小时血糖低于7.8mmol/L。

第三 对于合并其他慢性疾病,预期寿命较短的患者,糖化血红蛋白的控制目标可放宽至8.5%,甚至10%以下,空腹血糖应低于8.5mmol/L,餐后2小时血糖应低于13.9mmol/L。

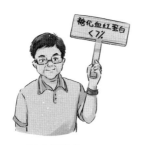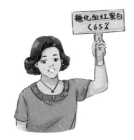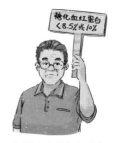

一般成年患者　　　　病程短,无并发症的患者　　　合并慢性疾病的老年患者

冠心病伴有糖尿病的血糖目标

为了达到上面的血糖控制目标,合并糖尿病的冠心病患者可以采取什么方法呢?

首先，当然是生活方式的干预，其中饮食调整是非常重要的一点，后文将有详细介绍，另外，还包括戒烟、限酒、限盐（＜6克/天）、规律运动、控制体重和保持心理平衡等。

其次，就是降糖治疗。降糖治疗的目的不单纯是控制血糖，更重要的是要降低糖尿病并发症的发生率，降低死亡风险，改善患者的远期预后。因此，在选择药物时，需要兼顾降糖的有效性和心血管安全性，医生会为你优先选择具有心血管获益证据的降糖药物。

在降糖药物数量上，一般先应用单个药物治疗3个月，若患者血糖仍旧不能达标，应考虑联合其他药物。两种降糖药物联合治疗3个月后，若患者血糖控制仍旧不能达标，可考虑联合应用第三种药物。

在调整生活方式和降糖治疗之外，高血压和高血脂也会影响血糖的控制，因此，冠心病合并糖尿病患者需要控制好血压（＜140/80mmHg）和血脂（低密度脂蛋白胆固醇LDL-C＜1.8mmol/L），另外，还需服用抗血小板药物预防血栓形成。

需要注意的是，降糖过程中要避免发生低血糖反应。对于合并糖尿病的冠心病患者，一旦发生低血糖，常常表现为心慌、出汗、手抖等，当血糖低于3.9mmol/L，严重的低血糖很可能诱发心律失常、心肌梗死、卒中、猝死等严重后果。因此，降糖治疗的安全性比降糖疗效更为重要，应在避免低血糖发生的前提下，使血糖控制达标。

健哥说

冠心病合并糖尿病患者的血糖控制目标，应该遵循个体化原则。医生会综合各方面因素，平衡利弊后制订方案。调整生活方式、降糖治疗、控制血压和血脂以及抗血小板治疗都是让血糖达标的好方法。在用药过程中，要特别注意避免发生低血糖反应。

4 用胰岛素是否会上瘾

最近患者老张来门诊复查，血化验结果显示他的血糖比较高，在我的仔细询问下，老张才道出了原委。原来他上次糖尿病复查时，医生发现他血糖比较高，而且，人瘦了不少，就给他改成了注射胰岛素。回家后，老张听街坊四邻说胰岛素不好，想了想还是不敢用，就继续用原来的药物治疗。

老张问我："用胰岛素会上瘾吗？胰岛素用了就停不下来了吗？胰岛素是糖尿病最后阶段才用的治疗方法吗？"这三个问题也困扰着不少糖尿病患者，本篇咱们就来聊一聊。

首先要澄清一点，胰岛素没有成瘾性。补充胰岛素，是因为身体缺乏胰岛素，就像渴了需要喝水，饿了需要吃饭一样。

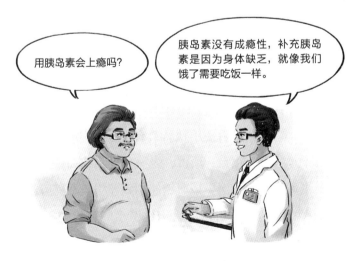

胰岛素无成瘾性

要理解这一点，先来了解一下胰岛素是什么。胰岛素是人体的胰岛β细胞产生的激素，是体内唯一能降低血糖的激素，它还有促进糖原、脂肪、蛋白质合成的作用。即使长期使用胰岛素，也不会成瘾。而当体内的胰岛素分泌量不足，或者胰岛素没发挥正常作用，就会发生糖尿病。

1型糖尿病由于患者自身很难分泌出足以维持生命的胰岛素，所以必须终身使用胰岛素治疗。2型糖尿病患者胰岛素分泌量相对不足，但是胰岛的功能并没有完全停摆，可以先服用口服药物促进胰岛素分泌；如果患者血糖比较高，或者合并特殊情况不宜使用口服降糖药时，需要使用胰岛素尽快将血糖稳定下来，减少高血糖的危害，待血糖稳定后，可以停用胰岛素，改用口服药物；如果患者胰岛功能受损，血糖控制差，很难用口服药物改善，这就需要长期使用胰岛素注射治疗。

另外，是否需要使用胰岛素治疗不能只看糖尿病的病程长短，还要综合评价血糖控制的水平、并发症的严重程度、胰岛细胞的功能、是否合并其他

健哥说

首先，胰岛素是正常的人体激素，并不存在上不上瘾的问题。

其次，不是所有糖尿病患者用上胰岛素都不能停。有些紧急情况必须短期使用胰岛素来控制血糖以减少高血糖的危害，当病情缓解、血糖达标后，部分患者可以慢慢改回口服降糖药治疗。

最后，是否使用胰岛素治疗是由病情决定的。降糖方案的个体差异很大，所以，当医生提出胰岛素治疗时，你不需要顾虑，配合医生把血糖控制到理想状态就可以。如果你有顾虑，应该告诉医生，相信医生能和你一起讨论出解决方法，不要自行修改用药方案，以免对身体造成伤害。

疾病以及全身脏器的功能等多个因素。老张口服降糖药后血糖水平依然较高，而且消瘦，改用注射胰岛素不仅能加强血糖控制，还能改善食物营养的吸收和利用，这样对身体更有益处。

5 剪趾甲引发的截肢风波

目前，我国有接近1亿的糖尿病患者。说到糖尿病，很多人会联想到心脑血管并发症，但是很少有人会想到，得了糖尿病，还有截肢的危险！

患者黄先生就有过这样一段经历，这个故事是从剪趾甲开始的。

黄先生是一位商人，平时大鱼大肉、烟酒不离口。前几年，他被诊断为糖尿病，医生告诫他要多注意饮食，加强锻炼，控制好血糖。但是，黄先生听说糖尿病不是什么大病，不需要太在意，抱着"建议全部接受、一切还都照旧"的态度，继续胡吃海喝。

直到一个月前，他剪脚趾甲的时候，不小心剪破了脚趾皮肤。开始伤口不大，但迟迟不愈合。他也没有进行规范消毒，未曾想伤口逐渐扩大，周围皮肤开始变得红肿而且疼痛，并出现脚趾麻木。1周前，皮肤破损处出现脓性分泌物，破溃范围扩展到足背，有些皮肤甚至已经发黑。

这时候，黄先生开始着急了，马上到医院就诊，经医生判断，黄先生脚部溃烂是糖尿病的并发症——糖尿病足。

什么是糖尿病足呢？这是糖尿病严重慢性并发症之一，治疗费用高，预后差。长期高血糖导致足部神经病变，引起感觉障碍，使足部容易受伤；同时，高血糖也导致了血管病变，使得足部血流减少，血液供应差，伤口难以愈合，另外，高血糖也容易诱发伤口合并感染，这是糖尿病足患者病情难以控制，甚至导致截肢的重要因素。

如果患有糖尿病却不重视，脚趾的小溃疡没有得到正规治疗，等到出现坏死迹象，局部治疗就变得非常困难，最后只能迫不得以选择截肢。

糖尿病足真的这么可怕吗？是的！据统计，糖尿病患者下肢截肢的风险是非糖尿病患者的 40 倍，大约有 85% 的截肢都是由于足部溃疡引发的，而约有 15% 的糖尿病患者会发生足部溃疡。我国 50 岁以上的糖尿病患者中每 12 位患者就有 1 例糖尿病足；全球每 20 秒就有 1 例糖尿病患者截肢；糖尿病足截肢患者高达 22%。

当然，截肢是不得已而为之的治疗手段。糖尿病足后果严重，对糖尿病患者来说，预防胜于治疗。所以，我们要尽早识别糖尿病足的高危因素，并采取积极的治疗措施，这样至少可避免一半以上因为糖尿病足引起的截肢。

保护双脚、预防糖尿病足，建议糖尿病患者做到以下 5 点。

第一　控制好血糖

糖尿病患者一定要坚持规范的降糖治疗，定期监测血糖。如果血糖控制不佳，一定要及时找专科医生进行诊治。

第二　洗脚别烫脚

洗脚水温度不宜超过 37℃，建议不要热水泡脚，洗后用干净柔软的毛巾轻轻擦干。避免使用热水袋、电热器等物品直接进行足部保暖。

第三　平时穿的鞋袜要宽松、透气、干燥

像带网眼的运动鞋、质地柔软的皮鞋、质地柔软的棉袜或毛线袜等都是不错的选择，并且鞋子要有足够的长度、宽度和深度，能够保护双足。

第四 一定要养成每天洗脚前检查双脚的习惯

如果足部皮肤出现水泡、红肿、破溃、糜烂，或者皮肤颜色出现苍白、发紫，或者足部出现发凉、疼痛等症状，必须及时到医院就诊；穿鞋前也应仔细检查鞋中是否有可能存在磨脚的异物，及时清理。

第五 修剪脚趾甲要特别仔细

定期修剪，水平剪齐，不要剪得太短（避免出现伤口），剪后还需磨平磨光。脚底的胼胝，也就是俗称的老茧，应由接受过糖尿病足专业培训的医护人员进行处理。

故事的最后，黄先生的脚趾在医生的积极治疗和他自己的全力配合下，终于保住了。从此，他也开始认认真真地控制血糖了。

健哥说

如果糖尿病患者不重视血糖的控制，很可能引发糖尿病足。如果没有防微杜渐的意识，剪趾甲真的可能导致截肢！

如果您患有糖尿病，就从今天开始好好控制血糖，做好足部护理吧！

6 血糖高是病，血糖低可能要命

糖尿病患者都知道血糖高了对身体不好，而对于低血糖，不少人却觉得不是大事，吃点东西就能挺过去。那是因为他们并不知道低血糖会导致脑损伤、心律失常、急性心肌梗死，甚至于失去生命。

同事亲身经历的一个故事：有一天她在路上看到一位 70 岁左右的老太太昏倒在地，她的家属一边哭一边拨打 120，我的同事上前询问得知老太太是个糖尿病患者，由于午饭比平时用得晚，可能因为低血糖晕倒了。家属赶紧往她嘴里塞了块糖，这一塞，老太太眼一翻，窒息了。几个人合力把嘴撬开，好不容易把糖块抠了出来，老太太才有了呼吸。可这低血糖怎么办，家属就无计可施了。我的同事表明了医生身份，让家属赶紧把糖捣碎，小块的放在瓶盖里加水融化，用纸巾蘸着涂在嘴唇上，大块的放到牙龈边上，几分钟后，老太太终于睁开了眼睛。

不少糖尿病患者都发生过低血糖反应。当糖尿病患者的血糖值低于 3.9mmol/L，就可诊断为低血糖。研究发现，每位糖尿病患者每年平均发生低血糖 3.1 次。引起低血糖的常见原因有以下几个：降糖药用多了；吃得晚了或者吃得少了；空腹喝酒；活动量大了或者血糖控制太严格了。

如果手头没有血糖仪，怎么知道是发生了低血糖呢？其实，大多数的低血糖反应是有症状的，轻症表现为心慌、手抖、焦虑、出汗、饥饿感、皮肤感觉异常等症状；严重的会出现头晕、眼前发黑、抽搐，甚至昏迷等。

遇到低血糖应该怎么办？若患者神智清醒，应该立即口服糖（如方糖、砂糖、绵白糖）、果汁、饼干等；若患者神智不清或晕倒，不要往嘴里硬塞东西或者灌果汁等液体，容易呛到气管里，应迅速拨打 120 送医院，对于低血糖晕厥患者应争分夺秒静脉输注葡萄糖。这些处理可以大大减少低血糖对患者脑部和大血管的伤害，为患者赢得救治的时间。

预防发生低血糖有 4 点：

生活要规律，养成良好的生活习惯。定时、定量进餐，每日的摄入量保持稳定；定时、定量运动；空腹时不饮酒。

用药须安全。按医嘱正确使用胰岛素或口服降糖药，定期到医院复查。

血糖应常测。自我血糖监测能明显减少低血糖的发生。糖尿病患者可根据自身的降糖治疗按照下表对应的时间监测血糖，如果血糖偏低，可再适量加餐。

随身携带两个宝：一是食物，如糖果、饼干等，及时纠正低血糖；二是急救卡片（注明姓名、诊断、电话、用药等），当发生严重低血糖时，这些信息可帮助患者在最短时间得到诊断和治疗。

健哥说

家庭血糖监测时间及频率

降糖治疗方案	监测频率	空腹	午餐前	晚餐前	备注
口服降糖药	每周监测 2~4 天	✓	✓		
使用基础胰岛素	每天监测	✓			根据空腹血糖调整睡前胰岛素剂量
使用预混胰岛素	每天监测	✓		✓	根据空腹血糖调整晚餐前胰岛素剂量；根据晚餐前血糖调整次日早餐前胰岛素剂量；空腹血糖达标后，注意监测餐后血糖以优化治疗方案

7 得了糖尿病，应该怎么吃

得了糖尿病，饮食是关键。饮食控制是治疗糖尿病的基石，也是其他治疗方法的前提。关于糖尿病饮食，很多人是"说起来都会，但做的全不对"。临床上，因为没吃对而导致血糖升高的患者不在少数，"怎么吃"成了糖尿病患者的大难题，本篇就来说说这个话题。

饮食影响血糖，这主要是因为食物中的碳水化合物进入人体后经过消化分解转化为单糖，这些单糖进入血液循环从而影响了血糖的水平。碳水化合物的来源包括白砂糖、红糖等糖类，甘蔗、西瓜等水果，还有谷物、薯类中的淀粉等。所以，糖尿病患者常听说米饭不能吃饱，水果不能吃多，甜品基本不能碰。那么，这几样究竟要怎么吃才对呢？

------ 主食怎么吃 ------

定量	一般推荐每天的量为 4 ~ 6 两，大概是每顿一碗饭（碗直径 4.5 寸）的量。
粗细搭配	胃肠功能允许的情况下，把不超过一半的主食换成粗粮，如糙米、藜麦、玉米等，利于餐后血糖的控制。如果吃了土豆、芋头等淀粉含量较高的食物，主食量需要相应减少。

| 换成
杂粮 | 米饭煮太烂或者喝白米粥会使血糖快速升高，可以把小部分的主食换成杂粮粥。 |

另外，近年来比较火的"代餐粉"大部分蛋白质含量很低，营养价值无法与正餐相比，不能替代一日三餐。

水果怎么吃

一	血糖控制得好才能吃，比如空腹血糖在 7.0mmol/L 以下，餐后血糖在 10mmol/L 以下可以适当吃些水果，而且有研究表明糖尿病患者每天吃 100 克新鲜水果，总体死亡率下降 17%。
二	尽量选择升糖能力低的水果，比如橙子、柚子、桃子、李子、梨等。
三	不要在饭前或饭后马上吃水果，可以将水果作为加餐，在两顿饭的中间吃，比如上午 10 点或者下午 3 点左右。
四	水果要限量，一般一天应控制在 200 克左右，大概是自己拳头大小的水果就可以了。

此外，有人可能觉得自己榨果汁喝方便可口，但是在榨汁的过程中水果大部分的膳食纤维都流失了，维生素 C 等营养素也流失不少，因此能吃新鲜水果就不要榨果汁喝。

甜品怎么吃：很遗憾，由于甜品含的糖是单糖，进入人体几乎无需转化就变成血糖了，另外，市面上不少无糖食品只是不含蔗糖，它们含有的碳水化合物和脂肪含量都很高，相比同样重量的米、面，它们升高血糖的作用更强，所以，糖尿病患者还是少吃这类食品为好。市面上的无糖饮料也不宜饮用，因为这种饮料用人工甜味剂替代糖使大脑接收到甜味的信号，但是血糖却没有上升，反而可能刺激糖尿病患者摄入更多的碳水化合物从而影响血糖水平。

除了前面说的这几样，糖尿病患者还能吃什么呢？指南推荐：蔬菜和肉、蛋、奶都应该是每天必须吃的。

蔬菜可以增加饱腹感，延缓消化道吸收速度，减慢餐后血糖的上升速度。每天应该食用 500 克左右的蔬菜，其中深色蔬菜应占 50% 以上，另外，可选择淀粉含量少的瓜类、茄类和菌菇类蔬菜。

不吃肉、蛋、奶等富含蛋白质的食物容易营养失衡，不利于身体健康。推荐每天摄入量：鲜奶 300 克，瘦肉或鱼虾 100 克，鸡蛋不超过 1 个（蛋黄也需要摄入）。要限制食用肥肉和加工肉类。

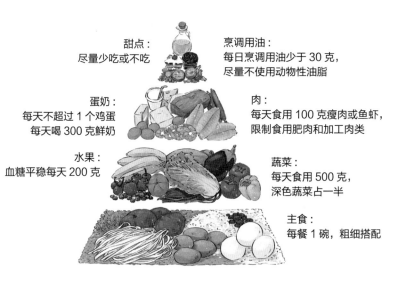

糖尿病饮食

您还可以仔细计算热量来规划每天的饮食，每日所需热量（千卡）= 理想体重（kg）× 热量系数，其中理想体重等于身高的厘米数减去 105，热量系数详见下表。每天饮食摄入碳水化合物占全天总热量的 50% ~ 60%，蛋白质占全天总热量的 15% ~ 25%，脂肪摄入应该小于全天总热量的 30%。

热量系数参考值

		千卡 / 公斤理想体重 / 日		
劳动强度	**举例**	**消瘦** （BMI < 18.5）	**正常** （18.5 ≤ BMI < 24）	**肥胖** （BMI ≥ 24）
卧床休息		20 ~ 25	15	20
轻体力劳动	办公室员工、教师、售货员、简单家务或与其相当的活动量	35	30	20 ~ 25
中体力劳动	学生、司机、外科医生、体育教师、一般农活或与其相当的活动量	40	35	30
重体力劳动	建筑工、搬运工、冶炼工、重农活、运动员、舞蹈者或与其相当的活动量	45	40	35

热量与食物质量的换算：

❶ 主食类，90 千卡 =25 克大米 =25 克杂粮 =35 克馒头，大概为 1 个拳头大小。

❷ 蔬菜类，90 千卡 =500 克绿叶菜，大概为双手一捧大小。

❸ 水果类中，90 千卡 =200 克水果，大概为 1 个拳头大小。

❹ 肉类和蛋奶类，90 千卡 =50 克瘦肉 =100 克豆腐 =150ml 牛奶 =60 克鸡蛋，50 克瘦肉大概为食指和中指并拢的体积大小，100 克豆腐大概为一个手掌大小。全天烹调用油不超过 15 克，用盐不超过 6 克。

健哥说

对于 2 型糖尿病患者来说，饮食控制是治疗的基础，饮食控制更要讲究科学。你可参考延展阅读的具体推荐，做到主食定量，粗细搭配，荤素搭配，均衡膳食。糖尿病患者可以选择的食物种类还是不少的。不要总想着那些不能吃的食物，把能吃的食物换个花样，你也能吃出乐趣。

延展阅读

《中国 2 型糖尿病膳食指南》的核心推荐：

推荐一 • **吃、动平衡，合理用药，控制血糖，达到或维持健康体重。**
对于糖尿病患者来说，饮食和运动同等重要，最终的目的是达到或者维持健康体重。要维持体重，应进行规律运动，以有氧运动为主，每周至少 3 次，每次不少于 20 分钟。同时，糖尿病患者应注意控制腰围，男性不超过 90 厘米，女性不超过 85 厘米。

推荐二 • **主食定量，粗细搭配，全谷物、杂豆类占 1/3。**
糖尿病患者没有绝对禁忌的主食，一般情况下，建议主食粗细搭配食用，其中全谷物、杂豆类占主食总量的 1/3。

推荐三 • **多吃蔬菜、水果适量，种类、颜色要多样。**
新鲜的应季蔬菜，颜色鲜亮，营养丰富，建议每日蔬菜摄入量 300 ~ 500 克，深绿色、红色、橘红色和紫红色蔬菜，具有营养优势，可以多摄入。

血糖控制稳定的患者，在两餐之间可适量选择低升糖指数水果，如樱桃、柚子、草莓、葡萄柚、苹果、梨、李子、橙子等；不建议食用的水果包括葡萄、橘子、菠萝、香蕉、葡萄干和干鲜果脯类。

推荐四 **常吃鱼禽，蛋类和畜肉适量，限制加工肉类。**
常吃鱼虾蟹贝及禽类，畜肉适量，减少肥肉摄入，加工肉类是指被腌制、烘烤、烟熏等处理过的肉类。

推荐五 **奶类豆类天天有，零食加餐合理选择。**
糖尿病患者每天应食用一定量牛奶和豆制品，以获得充足的优质蛋白和钙。推荐每日摄入 300 克液态奶或等量奶制品；零食可以选择坚果类，但量不可多。

推荐六 **清淡饮食，足量饮水，限制饮酒。**
饮食清淡是指少油少盐，每日烹调用油 25 ～ 30 克即可，用盐不超过 6 克；饮水推荐饮用白开水，在没有其他基础疾病的情况下，每日饮水量控制在 1 500 ～ 1 700 毫升；糖尿病患者不可饮酒。

推荐七 **定时定量，细嚼慢咽，注意进餐顺序。**
每日进餐时间、进食量根据病情做合理安排；进食速度不可过快，早餐 15 ～ 20 分钟，中晚餐 30 分钟左右，用餐时推荐每口饭菜咀嚼 25 ～ 30 次；合理的进餐顺序是先吃蔬菜、再吃肉类、最后吃主食。

推荐八 ● 注重自我管理，定期接受个体化营养指导。

自我管理包括饮食控制、规律锻炼、遵医嘱用药、监测血糖、足部护理以及高低血糖预防和处理 6 个方面；个体化营养指导应向专业医师咨询，每年不少于 4 次。

深阅读

泡腾片，千万不能含着吃

八十年代给我的印象很深，潮流的喇叭裤、新奇的玩具，还有不少令人回味的小零食。其中，"跳跳糖"当属印象格外深刻的一种。当口中含着跳跳糖时，随着糖表面的溶解，跳跳糖在嘴里发出噼里啪啦的轻响，很受孩子们欢迎。

在药剂中，也有跟跳跳糖很相似的，那就是泡腾片，常见的泡腾片有维生素 C 泡腾片、阿司匹林泡腾片等。

但是，泡腾片千万不能像跳跳糖那样含在嘴里等它化开来吃，否则后果不堪设想。2017 年曾有报道，一名 18 个月大的小男孩直接吞服泡腾片导致窒息的事件。

泡腾片含有泡腾崩解剂的一种特殊片剂，通常含有有机酸和碳酸氢钠（也就是小苏打）等化学物质。

当泡腾片干燥时，不会发生反应，但当它放入水中，碳酸氢钠在水的作用下发生化学反应，会快速产生大量二氧化碳气体，从而呈现泡腾状。

若直接将泡腾片放入口中，大量气体急剧充斥食管，可能会有压迫呼吸道引起窒息的风险。

如果不等到泡腾片完全溶解就服用，它释放气体时的"威力"可能会对人体、特别是幼儿造成伤害。

跳跳糖产生气泡的原理跟泡腾片类似，都是产生了二氧化碳气体。但是泡腾片与跳跳糖相比，气泡产生程度要激烈得多。

跳跳糖是在热的糖浆里加入高压的二氧化碳气体，并在制作过程中使大部分二氧化碳逸散，剩余的小部分分散在小块糖果里，气体压力和产生程度相对缓和，因而不会在短时间内集中释放大量气体。

所以，服用泡腾片千万不能像吃跳跳糖那样，应注意以下四点。

第一点 泡腾片一般宜用 100 ~ 150ml 凉开水或温水浸泡，待完全溶解或气泡消失后再服用。

第二点 不应让幼儿自行服用。

第三点 严禁直接服用或口含，否则会有窒息的危险。

第四点 药液中有不溶物、沉淀、絮状物时不宜服用。

| 第六章 |

血脂异常不一定
是吃出来的

1 瘦人也会得高脂血症吗

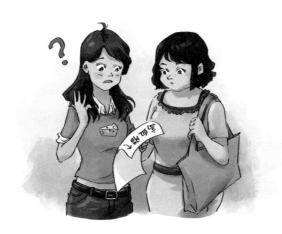

高脂血症不是胖人的"专利"

不少人认为，高脂血症应该是胖人的"专利"，而瘦人应该是高脂血症的"绝缘体"，其实不然！

想了解胖瘦和高脂血症的关系，就要从根源上了解血脂是怎么来的。血脂主要包括血清中的胆固醇和甘油三酯。人体血脂的来源有两条途径，第一条是众所周知的饮食，当我们摄入过高的热量，就会被转化为脂肪储存起来；第二条途径，就是人体自身合成，我们的肝脏、小肠、脂肪组织都可以合成血脂成分，而且这条途径产生的血脂占总血脂的 70% ~ 80%。

那么，哪些因素会影响血脂水平呢？临床上常见以下四类因素。

第一个 ● **遗传**

研究发现，大部分原发性高脂血症是由于遗传因素所导致的，称为"家族性高脂血症"。

第二个 ● **饮食**

高能量、高脂、高糖饮食容易导致肥胖，同时也与高脂血症密切相关。

第三个 ● **生活方式**

久坐不仅会增加你的腰围，也会升高你的血脂；另外，吸烟会增加低密度脂蛋白胆固醇（坏胆固醇），降低高密度脂蛋白胆固醇（好胆固醇）；过量饮酒也会促进肝脏合成胆固醇，从而升高血脂水平。

第四个 ● **药物或疾病**

某些利尿剂、激素，或者糖尿病、肾脏疾病、肝脏疾病都可以引起继发性血脂异常。

从以上可以看出，肥胖确实是高脂血症的一个危险因素，但肥胖的人不一定有高脂血症，而身形消瘦的人也不是没有患上高脂血症的可能性。

我国 18 岁以上的人群中，每 10 个人中就有 4 个患有血脂异常。其中，大概只有 1 个人知道自己患病，因此，应定期检查血脂，以便及时发现异常。临床上，应该检查血脂的重点人群有以下几类。

第一类	第二类	第三类	第四类
有心脑血管疾病史的患者。	存在多种心脑血管疾病危险因素的人群，比如高血压、糖尿病患者，或者有肥胖、吸烟等危险因素的人群。	有早发性心血管病家族史的人（一般指父母或兄弟姐妹中男性在 55 岁前，女性在 65 岁前患缺血性心脏病者），或有家族性高脂血症者。	眼睑或其他部位皮肤出现黄色瘤者。

健哥说

人体血液中的血脂有饮食和自身合成两种来源，而遗传、饮食、生活方式、药物和疾病等因素会影响我们的血脂水平，与体型胖瘦没有必然关系。我们呼吁大家，无论胖瘦，都应该定期检查血脂水平，特别是存在危险因素或某些特殊疾病的重点人群。

2 血脂如何进入冠状动脉呢

冠心病与血脂的关系非同寻常，到底有什么关联呢？

血脂主要是指血液中的胆固醇和甘油三酯。你会不会疑惑，"油不溶于水"，血脂怎么"流"到冠状动脉里面导致冠心病的呢？我来告诉你，答案就是"搭车"。

血脂本身的确不能溶于血液，自然无法直接跟随血液流到全身各处。想一下，如果你要去很远的地方，自己走不到，会怎么办？打个车呗！实际上，血脂还真会"打车"，而且打的是"专车"。

这些专车叫"载脂蛋白"，就是它把血脂带到了不同的地方。比如，极低密度脂蛋白、低密度脂蛋白、高密度脂蛋白，它们能够去到的地方是不同的。

血脂能够致命的原因，主要是有些类型的血脂进入到了不该到的地方——冠状动脉的血管壁里，从而导致冠状动脉粥样硬化斑块形成，而这是发生冠心病的开端。

什么因素决定血脂去到什么地方呢？还是用车做比喻，公交车只能在大马路上跑，轿车能进小巷。对于不同大小的脂蛋白来说，也是这个道理，大颗粒脂蛋白只能在血管里面流动，小颗粒脂蛋白，小巧灵活，遇到血管壁破损的缝隙，可以溜缝通过，进入到动脉壁里面。

甘油三酯主要在大颗粒的脂蛋白里，进不了血管壁；而胆固醇主要在小颗粒的脂蛋白里，分为两种：低密度脂蛋白胆固醇（LDL-C）和高密度脂蛋白胆固醇（HDL-C）。低密度脂蛋白（LDL）将胆固醇转运到冠状动脉的血管壁里，是引发冠心病的元凶之一，而高密度脂蛋白（HDL）则可以将外周血管的胆固醇转运回肝脏，血脂就被代谢掉了。所以 LDL 被俗称为"坏胆固醇"，而 HDL 被称为"好胆固醇"。

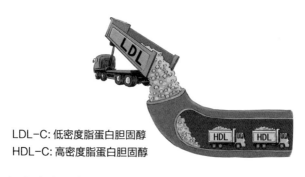

LDL-C: 低密度脂蛋白胆固醇
HDL-C: 高密度脂蛋白胆固醇

低密度脂蛋白胆固醇和高密度脂蛋白胆固醇的关系

健哥说

血脂是指血液里的甘油三酯和胆固醇，不同大小的血脂通过不同大小的载脂蛋白运输到身体的各处，而"坏胆固"醇就是通过这样的方式进入动脉血管壁从而发展为动脉粥样硬化。

3 "坏胆固醇"是真"坏"！但"好胆固醇"真的"好"吗

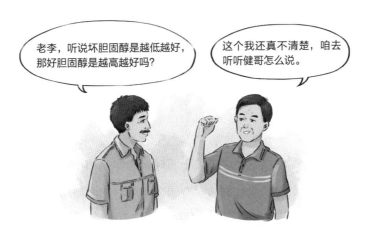

"坏"胆固醇与"好"胆固醇

以前讲的高脂血症，现在称为血脂异常，这是因为血脂异常不仅包括胆固醇和甘油三酯单独升高或同时升高，还包括高密度脂蛋白胆固醇（HDL-C）降低这种情况。我们常常听到的"好胆固醇"和"坏胆固醇"，就是指高密度脂蛋白胆固醇（HDL-C）和低密度脂蛋白胆固醇（LDL-C），它们都是胆固醇，可为何还要分好坏呢？它们与冠心病究竟有何关系？本篇来了解一下。

医学上，对 LDL 的作用和危害已经达成共识，认为它可以将胆固醇转运到外周组织细胞，若 LDL 过多，会沉积在血管壁，不断增多而形成斑块，引起血管狭窄，导致冠心病、脑卒中等严重疾病。大家也因此称之为"坏胆固醇"。

所以，降低血液中的 LDL 也是防控动脉粥样硬化性心血管疾病危险的首要干预靶点。研究显示，经他汀类药物治疗后，LDL 每降低 1mmol/L，主要血管事件相对危险可减少 20%，全因死亡率降低 10%。

相对来说，目前医学界对"好胆固醇"是否真的"好"还没有完全达成共识。以往的理论认为 HDL 对人体有益，它能把细胞、组织和血管斑块中多余的胆固醇运转回肝脏进行代谢，从而限制动脉粥样硬化的发生和发展，起到抗动脉粥样硬化作用。

之前的研究也发现，HDL 水平较高的人患冠状动脉疾病的风险更低。但是近年的研究发现，HDL 过高，也就是大于 70mg/dl，或者过低，小于 40mg/dl 的人群，死亡风险反而增高，而具有中间水平 HDL 的人群，死亡风险相对较低。但是，具体的作用机制还未有明确定论。

健哥说

本篇主要讲了关于"好胆固醇"和"坏胆固醇"称谓的由来，以及它们与冠心病的关系。我们知道，低密度脂蛋白胆固醇（LDL-C）确实"坏"，应该把它控制在目标范围之内；而高密度脂蛋白胆固醇（HDL-C）的具体作用还不太明确，它是否"真的好"还有待进一步"观察"。

但是，不可否认的是，胆固醇水平升高确实会增加心血管事件的风险，有研究显示，正常人群的胆固醇水平每升高 1%，冠心病发病率就增加 2% ~ 3%。所以，调整血脂水平，使低密度脂蛋白胆固醇达标，是预防心血管疾病的关键因素。

目前来说，对于 HDL 过低的患者，建议通过控制饮食和改善生活方式进行调节。比如，控制每日摄入的饱和脂肪酸和膳食胆固醇，这样就不需要更多 HDL 来转运过多的胆固醇了；肥胖者控制体重，加强身体活动，戒烟限酒，等等。

4 如何拯救你，我的血脂异常

据统计，我国成人中近四成患有血脂异常。其中，只有大约 30% 的人知道自己患病，而血脂控制达标率不足 10%。大家虽然经常听闻血脂异常，但是，对正常人群何时检查血脂、血脂异常的控制目标却知之甚少。

关于何时检查血脂，专家指出，健康体检是检出血脂异常患者的重要途径。为了及时发现血脂异常，建议 20 ~ 40 岁的成年人至少每 5 年检测 1 次血脂水平（包括：总胆固醇、低密度脂蛋白胆固醇、高密度脂蛋白胆固醇和甘油三酯）；而 40 岁以上的男性和绝经后的女性应每年检测血脂。对于动脉粥样硬化性心血管疾病的患者及其高危人群，应每 3 ~ 6 个月检测 1 次血脂水平。

动脉粥样硬化性心血管疾病的危险程度应该如何评估呢？这和血脂控制目标密切相关。具体共分为极高危、高危、中危和低危四类，可按照以下流程来进行评估。

> **动脉粥样硬化性心血管疾病总体发病风险评估流程**

第一步 ┊ 评估是否属于极高危人群

已经诊断为动脉粥样硬化性心血管疾病的患者，如冠心病、心梗、冠脉支架术、缺血性脑卒中、颈动脉斑块等患者（若不符合，进入第二步）。

第二步 | 简易评估是否属于高危人群

1）低密度脂蛋白胆固醇（LDL-C）≥ 4.9mmol/L 或者总胆固醇（TC）≥ 7.2mmol/L。

2）40 岁以上的糖尿病患者，且 LDL-C 在 1.8 ~ 4.9mmol/L，或 TC 在 3.1 ~ 7.2mmol/L。

（符合其中一条即为高危人群，若两条均不符合则进入第三步）。

第三步 | 评估动脉粥样硬化性心血管疾病10年发病危险

（若 10 年发病危险属于低危或高危，即为动脉粥样硬化性心血管疾病总体发病风险；若 10 年发病危险属于中危，则需进行第四步）

	危险因素（吸烟、低 HDL、男性≥ 45 岁、女性≥ 55 岁、慢性肾脏疾病患者）	血清胆固醇水平分层（mmol/L）		
		3.1 ≤ TC<4.1 或 1.8 ≤ LDL <2.6	4.1 ≤ TC<5.2 或 2.6 ≤ LDL <3.4	5.2 ≤ TC<7.2 或 3.4 ≤ LDL <4.9
无高血压	0 ~ 1	低危（<5%）	低危（<5%）	低危（<5%）
	2	低危（<5%）	低危（<5%）	中危（5% ~ 9%）
	3	低危（<5%）	中危（5% ~ 9%）	中危（5% ~ 9%）
有高血压	0	低危（<5%）	低危（<5%）	低危（<5%）
	1	低危（<5%）	中危（5% ~ 9%）	中危（5% ~ 9%）
	2	中危（5% ~ 9%）	高危（≥ 10%）	高危（≥ 10%）
	3	高危（≥ 10%）	高危（≥ 10%）	高危（≥ 10%）

第四步 ┆ 评估动脉粥样硬化性心血管疾病余生危险

具有以下任意 2 项及以上危险因素的患者，为动脉粥样硬化性心血管疾病高危人群：

- 收缩压 ≥ 160mmHg 或舒张压 ≥ 100mmHg
- 非 – 高密度脂蛋白胆固醇[1] ≥ 5.2mmol/L（200mg/dl）
- 高密度脂蛋白胆固醇（HDL-C）< 1.0mmol/L（40mg/dl）
- BMI ≥ 28kg/m²
- 吸烟

上一篇提到，LDL-C 是血脂干预的首要靶点，所以，按照不同的风险，LDL-C 的治疗目标值也不一样。

不同动脉粥样硬化性心血管疾病危险人群血脂治疗达标值

危险等级	低密度脂蛋白胆固醇 [mmol/L（mg/dl）]
低 / 中危	< 3.4（130）
高危	< 2.6（100）
极高危	< 1.8（70）

看起来比较复杂，我们结合例子就简单了，一位高血压合并冠心病患者，属于极高危人群，LDL-C 应控制在 1.8mmol/L 以下；而如果一个 60 岁的高血压患者，LDL-C 为 3.5mmol/L，并且吸烟，他就属于高危人群，LDL-C 应控制在 2.6mmol/L 以下。但一定要注意，如果自行评估有困难的话，请一定要去心内科门诊就诊，让医生进行专业评估。

注：1. 非高密度脂蛋白胆固醇是指除了高密度脂蛋白以外，其他脂蛋白中含有胆固醇的总和，主要包括低密度脂蛋白胆固醇和极低密度脂蛋白胆固醇。

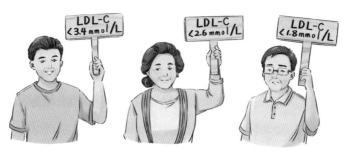

低 / 中危人群　　　　高危人群　　　　极高危人群

LDL－C：低密度脂蛋白胆固醇

血脂的控制目标

健哥说

　　首先，我国血脂异常患者众多，大多数患者并不知晓自己的病情，因此，呼吁大家应定期进行血脂检查。

　　其次，血脂异常，特别是低密度脂蛋白胆固醇升高是动脉粥样硬化性心血管疾病的危险因素，应合并其他危险因素一起来评估总体心血管病风险。

　　最后，应根据总体心血管病风险明确血脂控制目标，并积极治疗。

5 管好你的甘油三酯，只要三步！

　　这天出门诊，老赵和夫人来医院咨询："刘大夫，我和老伴做了血脂检查，发现甘油三酯都增高了，但医生只给我开了他汀，却不给我老伴开药，这样做对吗？"在查看了他们的检查结果，并询问了他们的病史之后，我回答老赵："你们两位的情况不同，社区医生处方没问题。"虽然医生没有给老赵的夫人开处方药物，但是叮嘱她要**调整生活方式，这其实就是管理甘油三酯最基础的治疗**。当甘油三酯轻度升高，即在 1.7 ~ 2.3mmol/L，而且低密度脂蛋白胆固醇（坏胆固醇）在正常范围内，可以单纯采取生活方式干预。

大部分甘油三酯的升高是由于饮食不健康而导致的，比如吃得太甜、太油腻、嗜酒。因此，生活方式干预，关键就要控制饮食。包括少吃糖，比如在做菜时少放糖、少吃甜品，而馒头米饭这些主食也有升高甘油三酯的作用，因此需要控制主食总量；其次是限制脂肪摄入量，比如炒菜少放油、少吃肥肉、动物内脏等，但鱼类脂肪对降低甘油三酯水平有一定作用，可以适量食用；另外，应该限制饮酒，最好不喝。除了控制饮食外，也鼓励患者多运动，通过控制体重来降低甘油三酯水平。

说完老赵的夫人，该说说老赵的情况了，老赵的甘油三酯属于中度升高，也就是 2.3 ~ 5.6mmol/L，但老赵患有糖尿病，加上年龄和血脂等因素，属于心血管疾病高危人群，低密度脂蛋白胆固醇应该控制在 2.6mmol/L 以下，但老赵的甘油三酯和低密度脂蛋白胆固醇水平都没有达标。因此，要控制好老赵的甘油三酯，仅仅调整生活方式是不够的，这时，就需要做到**管理甘油三酯的第二步——控制导致高脂血症的其他因素**，这包括控制血糖，治疗甲状腺功能减退症，改善肾功能，以及避免服用升高甘油三酯的药物，如全身应用糖皮质激素、β 受体阻滞剂、噻嗪类利尿剂等。

而且，在这个基础上，还要同时进行**管理甘油三酯的第三步——药物治疗**。根据老赵的情况，应该在控制好血糖的同时服用他汀类药物调节血脂。如果甘油三酯重度升高（≥ 5.6mmol/L），还可以使用贝特类药物来降低甘油三酯的水平。

当血脂中甘油三酯水平轻度升高，而且低密度脂蛋白胆固醇已经达标，这时应该加强生活方式干预；如果患者还有其他影响血脂水平的疾病或因素，应尽量控制这些疾病或因素；如果低密度脂蛋白胆固醇仍然不达标，或者甘油三酯过高，应考虑使用他汀类或者贝特类药物进行治疗。这，就是管理甘油三酯的三步曲，你懂了吗？

6 血脂不高，为什么还要吃降脂药

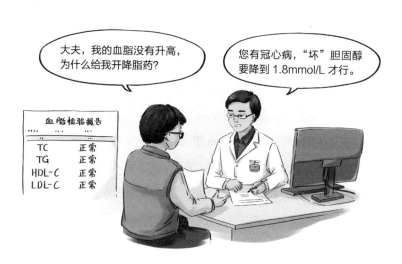

血脂水平与降脂治疗

化验单上血脂水平不高，为何还要降脂治疗，这个问题在临床上常常遇到，一般常见的有两种情况。

第一种 ● **心血管疾病风险不同的患者，血脂的控制标准也存在差异。**

我的患者老高，最近诊断了冠心病，根据他的血脂化验结果，我给他开了降脂药，老高很困惑，问我："刘大夫，我的血脂化验单上明明都没有向上的'箭头'，为什么还要吃降脂药呢？"

目前医学上认为，血脂中的低密度脂蛋白胆固醇（LDL-C，即"坏胆固醇"）增高，是动脉粥样硬化发生、发展的主要危险因素。大家应该注意到，血脂化验单上的参考范围是统一的，其实这个数值是针对健康成人的标准。实际上，像老高这样已经患有冠心病的患者，冠状动脉内已经有斑块存在，而这些斑块产生和扩大都和 LDL 密切相关。可以说，LDL 就是建造粥样斑块的原材料，因此降低 LDL 可以抑制斑块的生长。所以对于冠心病患者来说，血脂的理想水平要比一般人严格得多。这些患者即使血脂化验单没有升高的"箭头"，血脂水平却不一定达标。具体来说，冠心病患者的 LDL 应该控制在 1.8mmol/L（或 70mg/dl）以下。

第二种 ● **降脂治疗除了降低血脂，还能稳定斑块，减少诸如心梗等心血管事件的发生。**

我的另外一个患者老赵，他也是一位冠心病患者，在进行降脂治疗后，LDL 已经控制在 1.8mmol/L 以下了。老赵也很困惑，血脂已经达标了，为何还要继续服用降脂药？

一般来说，降脂治疗 1～2 个月，就能使冠心病患者的血脂控制达标，但是我们体内的血脂是不断产生的，因此虽然目前血脂达标了，也需要长期服药来维持血脂水平，这是一方面的原因。

另一方面，很多人认为心肌梗死是由于粥样斑块慢慢长大，然后堵住冠脉造成的。事实上，并不是！绝大多数心肌梗死的发生不是因为斑块太大了，而是因为斑块破裂，导致大量血栓形成，堵塞了冠脉。而导致斑块破裂的原因关键有两个：一是斑块中脂肪太多，"皮薄馅大"；二是斑块有炎症反应，包裹斑块的纤维帽不稳定。而降脂治疗恰恰能起到稳定斑块、防止斑块破裂的作用，因此，冠心病患者或者发生过心血管事件的患者，即使血脂已经达标，也应长期进行降脂治疗。

健哥说

首先，血脂和动脉粥样硬化关系密切，不同人群存在的动脉粥样硬化性心血管疾病风险不同，因此血脂的控制目标范围有差异。

其次，降脂治疗除了降低血脂水平外，还有稳定斑块，防止斑块破裂的作用，心血管疾病风险较高的人群应长期进行降脂治疗。

所以，血脂化验单上的"箭头"，并不是进行降脂治疗决策的唯一标准。

7 他汀副作用大吗

老张患有高血压、高胆固醇血症、冠心病，每月来我的门诊复查取药，抗血小板药、降压药和他汀这"三板斧"他已经很熟悉了，可是这一回，拿

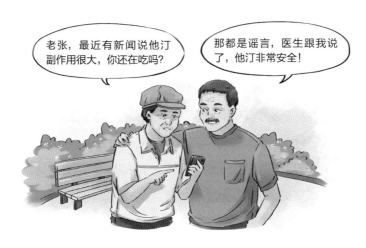

他汀副作用大吗?

着我给他的处方,老张却有点为难,他问:"刘大夫,我听说这他汀副作用可大了,可以不吃吗?"

看来,老张这是被他汀的副作用吓住了,这样的患者可不少,本篇来好好聊聊"他汀的副作用"。

就在 2018 年 7 月份,欧洲的心脏病专家们就发表了一篇关于他汀安全性的声明,汇总了相关数据,认为服用他汀非常安全!

大家比较关心他汀的副作用,包括他汀导致肌肉症状、新发糖尿病、转氨酶升高、影响认知功能和肾功能,以及增加出血性脑卒中和白内障风险这几方面,我们来逐一来说。

第一点 关于他汀导致的肌肉症状,一般包括肌肉酸痛、疼痛,无力等症状,多见于大腿、臀部、小腿和背部肌肉。最严重的肌肉相关不良反应,是横纹肌溶解症,其死亡率非常高,但是,发生几率约为百万分之一。

这里有个有趣的现象,专家们认为,这个副作用可能更多是由于"反安慰剂效应"导致的。因为,在不知道自己吃的是他汀药物的患者中，只有 0.1% ~ 0.2% 的患者出现肌肉症状；而在知道自己吃的是他汀药物的患者中，出现症状的比例却高达 7% ~ 29%。这很可能是由于担心他汀的不良反应而产生的心理作用。

权威专家指出，服用他汀出现肌肉症状的概率很小，肌肉症状风险增加的人群主要为 80 岁以上的老年人，特别是女性、低体重、有肌肉疾病病史这类患者。检测肌酸激酶（CK）可以帮助判断肌肉副作用的程度以及决定是否需要停药。

第二点 关于他汀导致新发糖尿病的风险。研究发现，每 1 000 名服用他汀的患者中，会增加 1 名新发糖尿病患者，但同时，也预防了 5 次心血管事件。而且，这个风险在糖尿病前期，也就是血糖轻微异常的患者中更为显著，但是这些患者即便不用他汀，糖尿病风险依然很高。总之，使用他汀的获益远远大于血糖升高的风险。

第三点 关于他汀导致转氨酶升高。专家指出，他汀导致肝脏损害的概率也很低，约为十万分之一。虽然服用他汀，转氨酶可能轻度升高，但是如果没有症状，单纯转氨酶增高是没有临床意义的，而且，对于非酒精性脂肪性肝病的患者，他汀治疗也不会加重病情。

第四点 他汀的其他副作用。专家指出，他汀治疗对认知功能没有不利影响；与肾功能恶化无关，他汀甚至有保护肾脏功能的作用；他汀不增加出血性卒中的风险，还可以降低缺血性脑卒中的概率；他汀与白内障无关。

健哥说 目前国际上对他汀的安全性已经达成共识，服用他汀药物治疗的获益远远大于风险。他汀药物治疗导致的肌肉症状、新发糖尿病和肝损害的副作用发生概率都非常小，而且，他汀与认知功能、肾功能、出血性卒中和白内障等副作用没有关系。他汀治疗非常安全，大家切勿因噎废食。

深阅读

颈动脉粥样硬化是给血管健康亮起的红灯

前几天，在门诊遇到患者老李，他拿着彩超报告单，一脸紧张地问我，"刘大夫，检查结果说我的颈动脉粥样硬化斑块形成，这是什么意思呀，有危险吗，为什么我会得这个病，要怎么治呢？"面对老李的连环追问，我先连忙安抚他，随后，慢慢给他解释其中的缘故。

先讲动脉粥样硬化，我们知道，低密度脂蛋白胆固醇升高将促使动脉粥样硬化斑块形成，但是这种斑块的形成并不限于冠状动脉，还可能发生在颅内动脉、颈动脉、外周动脉等处。

下面再讲颈动脉。

人体的颈动脉一共有两根，分别在颈部气管的两侧，如同冠状动脉之于心脏一样，颈动脉是脑部的重要供血动脉，堪称大脑的"母亲河"。与冠状动脉粥样硬化斑块破裂、形成血栓，从而导致心肌梗死的原理一样，颈动脉粥样硬化斑块也可能导致缺血性脑卒中（俗称"脑梗"）的发生。

而且，颈动脉是相对表浅的大血管，采用无创方法即可进行检测，检查结果不仅可预测缺血性脑卒中的风险，还能推测其他动脉病变的可能性。研究发现，20%～30%的缺血性脑卒中是由于颈动脉粥样硬化所致。在颈动脉狭窄≥70%的无症状患者中，心血管疾病死亡的综合风险高达22%。

颈动脉粥样硬化一般表现为颈动脉狭窄，其发病率随年龄增长而增加。在美国，颈动脉狭窄程度超过50%的人群占总人数的3%～4%。一般来说，血管病变早在40岁时开始发展，在≥80岁的男性中，患病率稳步上升至11%。而且，男性比女性更多见。

老李今年76岁，所以，虽然检查出颈动脉粥样硬化斑块，但无须谈"斑"色变。针对颈动脉不同的狭窄程度，我们应采取不同的治疗手段。

当颈动脉狭窄＜50%，称为轻度狭窄，只要在控制好血压、血糖和血脂的基础上，采取低脂饮食、戒烟限酒、规律运动等生活方式调整就可以了。

当颈动脉斑块不稳定或狭窄程度超过50%，建议在上述基础上，加用他汀类药物、抗血小板药物或其他药物治疗。

当颈动脉狭窄＞50%且出现症状，或者狭窄＞70%，在药物治疗无效时，可采取颈动脉介入治疗。

显然，老李属于第一种情况，听完我的解释后，他终于如释重负，准备在服药的基础上，逐步改善生活方式。

健哥说

颈动脉粥样硬化是全身性动脉硬化的一种表现，既提示了缺血性脑卒中的风险，也提醒患者需要注意心血管疾病的发生；颈动脉粥样硬化的发病率随着年龄增长而增加，治疗上应根据颈动脉狭窄程度的不同，采取不同的治疗方法。

经济舱综合征，不一定发生在经济舱

长途飞行导致血液循环不畅而引起下肢静脉血栓，被称为"经济舱综合征"。前几天，我还真碰到了一个这样的患者，但这回却不是发生在经济舱里。

小何今年考上北京的大学，上周，他父亲陪着他坐了十几个小时的火车，从老家来北京，正值开学季，加上坐的是慢车，车上旅客很多，小何的父亲在车上几乎就没怎么动，逐渐觉得两腿又酸又沉，到站时腿胀痛得几乎迈不动步子。小何见父亲一瘸一拐的，撩起父亲的裤腿一看，左小腿明显变粗了，赶紧和父亲去了医院。

经检查，小何父亲患的正是"经济舱综合征"，医学上被称为"下肢深静脉血栓"。小何一听就有疑问了："我父亲没有坐飞机啊！怎么会得这个病呢？"

这要从下肢深静脉血栓是如何形成的说起。动脉是依靠心脏跳动迫使血液流动，而静脉，尤其是下肢静脉，是依靠人体的活动以及步行时的肌肉收缩来输送血液。在站立或坐位状态时，下肢静脉内的血液需要克服地心引力向心脏回流，这时候，肌肉挤压作用就尤其重要。对于患有高脂血症、糖尿病的老人，血液黏稠度高，如果长时间不动，下肢深静脉血流瘀滞，很可能形成血栓。

血栓如果堵塞在下肢血管，可以引起水肿、酸胀、麻木等症状；血栓如果向上回流，进入肺部，可引发肺栓塞；若血栓堵塞在脑血管，将引发脑卒中。肺栓塞和脑卒中都是病死率和致残率很高的并发症。

所以，下肢深静脉血栓并不仅仅发生在长途飞行的旅客中，长时间乘坐火车或汽车、打麻将久坐不动、脑卒中或骨折后长期卧床等情况都有可能诱发此病。

在预防上，关键是避免长时间坐着不动。长途旅行乘火车或汽车时，应经常变换坐姿，避免跷二郎腿；注意活动下肢关节，做做深呼吸，每隔1小时起身走动走动；还可以在座位做健身运动：先尽力向上勾脚，使脚尖朝向自己，保持10秒，然后，用力绷脚，脚尖尽力向下踩，保持10秒。这样可促进血液回流，降低血栓形成的风险。

另外，生活习惯也要注意：平时宜清淡饮食，低脂少糖，多吃蔬菜、水果，多饮白开水。禁烟忌酒，少吃辛辣等刺激性食物。穿衣服、系腰带宜宽松，还可以选穿松紧适度的弹力袜。

在治疗上，一般采取口服抗凝药物、溶栓或取栓治疗。小何父亲是小腿肌肉静脉丛血栓形成，而且就诊及时，采取了药物溶栓和口服抗凝药物治疗，不久老人的病情便明显好转了。

健哥说

"经济舱综合征"就是下肢深静脉血栓症，即使没坐经济舱，生活和工作中久坐不动也容易诱发此病。因此，平时要避免长时间不动，动动脚踝也是有效的预防方法。如果长时间不动，发现腿部肿胀、疼痛、局部皮肤温度增高等情况，就应该立即就诊，以免出现更严重的并发症。

| 第七章 |

挽救生命的心脏支架术

1 支架是怎样放进冠状动脉的

心脏支架术是治疗冠心病的"三驾马车"之一，但是，你知道冠脉介入手术是怎样进行的吗，这小小的支架又是怎样放进冠状动脉的呢？

既然要说心脏支架术，首先来说说支架长什么样。

现在应用的心脏支架多数是镍钛或者钴铬合金材质，由激光雕刻成型。它看上去像是细小的网状金属管，长度在几毫米到几厘米。这些金属网可以撑起狭窄的血管，防止回缩，将原本堵塞冠脉的病变（斑块）"压扁"，从而恢复血管的通畅。

目前最常用的药物洗脱支架，是在支架表面覆盖了一定剂量的药物。当支架进入血管后，表面的药物会缓慢释放，起到抑制血管内皮过度生长的作用，预防再次狭窄。

冠脉支架按照直径和长度分为不同型号，适用于不同粗细的血管和不同长度的病变。

心脏支架术是一个微创的血管介入手术，因为全身的血管是一个整体，每一处血管都可以与心脏表面的冠状动脉相通，要对冠状动脉的病变进行治疗，可以通过手腕或大腿血管的一个小切口（微创），经由各级血管到达病变部位进行治疗（血管介入）。

下面来具体介绍一下心脏支架术的操作步骤，主要分为五步。

第一步 进行局部消毒和麻醉，然后选择手腕上的桡动脉或者是大腿内侧的股动脉进行穿刺，置入动脉鞘管，作为后续操作的入口。

第二步 ● 通过动脉鞘管插入一根导管，顺着我们穿刺的动脉抵达冠状动脉的开口，导管就相当于一条从入口到病变部位的"直达隧道"。

第三步 ● 导管到达冠脉开口后，通过它向冠状动脉内注入对比剂（也称造影剂，因在 X 线下可以显示出冠脉的影子而得名），在 X 线的帮助下，医生可以观察冠状动脉的形态，确定是否存在病变，以及病变的位置、特点等。如果确定有较严重的狭窄存在，将进行介入治疗。

第四步 ● 是最重要最复杂的一步。医生将通过导管送入一根导丝，这根导丝如同头发丝一样细，目的是作为运送治疗工具的"轨道"。"轨道"铺好之后，医生就把合适的球囊送到病变部位，通过加压使其膨胀，把动脉粥样硬化斑块压到血管壁上，使狭窄的血管扩张，然后将球囊减压撤出。接着，将尺寸合适的支架送到病变部位，再次加压支架套装内的球囊使其膨胀，令支架能很好地撑起血管，最后将套装内的球囊减压撤出。

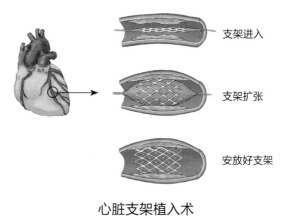

支架进入

支架扩张

安放好支架

心脏支架植入术

第五步 再次注入对比剂确定手术成功，然后撤出导丝、导管，拔出动脉鞘管，最后用加压绷带包扎最初穿刺的部位，进行止血。

健哥说

本篇介绍了心脏支架术的大致过程，主要包括 5 个步骤，其操作过程既简单又复杂，每一步操作均需按照既定步骤，谨慎实施，不得有误。

如果患者发生了心肌梗死，在最短时间把堵塞的血管重新开通，是挽救生命的关键，这使得手术具有紧迫性；支架很小，导管很细，而且每个人的血管走形都有细小的差别，又使手术具有复杂性。

一般来说，心脏支架介入手术大概需要半小时到 1 小时，但是有些复杂病变的手术时间长达四五个小时，它不仅要求医生有一双巧手，还需要利用 X 线帮助医生"看"到血管病变，整个过程医生都要穿着重达三四十斤的铅制防护服进行手术操作，所以，这对于医生的技能和体能都是考验。但我们深深地知道，送进冠状动脉的小小支架，撑起的不仅是堵塞的血管，更是患者生命的通道。

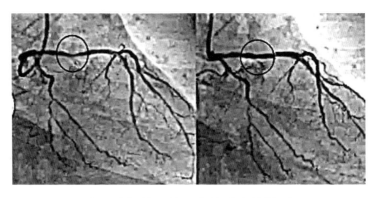

心脏支架放入前后血管狭窄的差别

2 冠脉介入治疗到底该从手做还是从腿做

前几天，有位好奇的患者问我："同样是做心脏支架术，为什么有的患者伤口在手腕，有的患者伤口却在大腿根儿呢？"本篇来好好说一下这个问题。

自从 1977 年，德国医生安德烈亚斯·格林特茨格完成第一例经导管冠脉球囊成形术至今，冠脉介入治疗已经成为冠心病治疗策略中不可或缺的重要手段。

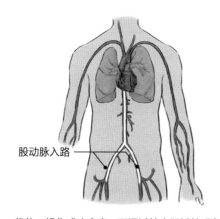
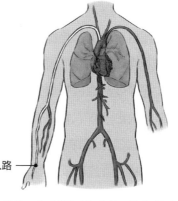

股动脉入路

桡动脉入路

优势：操作成功率高、可通过较大器械处理复杂病变　　优势：术后并发症概率低、住院时间短
劣势：术后并发症概率较高、制动时间长　　　　　　　劣势：操作难度大、不能通过较大的器械

冠脉介入手术的入路

传统的冠脉介入手术通常选择股动脉（在大腿根部，以右侧股动脉为主）作为手术入路。股动脉直径相对较粗，穿刺成功率高，可以放入更大尺

寸的动脉鞘管，而且极少发生痉挛；放入大尺寸的动脉鞘，意味着可以使用较大的导管进行操作，可以同时进入更多的器械，更方便地处理复杂病变。股动脉穿刺术是我们这一代介入医生在早期接受的、必须严格训练的基本功；经过长时间训练和摸索，使得该术式穿刺成功率较高。所以，经股动脉穿刺曾经长期作为冠脉介入治疗最常用的途径。

但是，由于股动脉位置较深，术后对穿刺点的压迫止血较为困难，容易出现并发症，有时因为发现不及时，还可能危及生命。另外，术后 24 小时甚至 48 小时，穿刺侧下肢都要保持不动，患者主观体验很差，常常出现腰痛、背痛或者排尿困难等情况，因此依从性较差，而较长时间的卧床，也增加了肺栓塞等严重并发症的发生率，因此介入医生开始寻找其他途径进行手术。

1989 年，国际上首次报道经桡动脉途径（即从手腕）完成的冠状动脉造影术，此后，经桡动脉路径逐渐被更多的医生所采用。相比经股动脉路径，经桡动脉路径具有很多优势，比如，穿刺部位表浅，容易压迫止血，出血并发症相对较少；止血后，原则上不严格限制患者的活动，大大提高了患者的舒适性和依从性。因为术后并发症发生概率较低，住院时间短，医疗花费少，我国最新的冠脉介入指南也推荐将经桡动脉路径作为首选，目前，我国冠脉介入治疗有八到九成采用经桡动脉路径进行。

但是，任何事物都有其两面性，经桡动脉路径也存在一些局限性。比如，桡动脉血管比较细，容易痉挛，一旦发生，又难以缓解，会导致穿刺失败，而且由于桡动脉纤细，无法置入较大直径的动脉鞘，应对复杂病变的能力弱；有些患者的动脉结构生来就特殊，器械无法通过上肢动脉，或者血管扭曲成角导致导管无法到达冠脉开口，使手术无法顺利完成。所以，经桡动脉途径也不是万能的。

健哥说

在冠脉介入治疗日趋普及和成熟的今天，经桡动脉路径已经成为了手术的首选路径。但是，无论是经桡动脉路径，还是经股动脉路径，都存在不同的优势和局限性。医生选择哪种途径进行手术，肯定会根据患者的具体病情、病变特点以及器械要求等综合因素而考虑，并力求做出最佳选择。

3 冠脉堵了多少需要考虑做支架置入术

临床上把心绞痛发作的程度、频度、性质以及诱发原因在数周之内没有显著变化的患者，定义为稳定性冠心病患者。对于这类患者，药物治疗是目前重要的治疗手段。那什么情况需要考虑做心脏支架术呢？这是许多患者非常关心的，本篇就来聊聊这个话题。

这个问题换个角度来说，就是在什么情况下，医生会建议冠心病患者做手术呢？

从症状上来说，对于稳定性冠心病患者，如果改用了作用更强或者剂量更大的药物治疗，但是，仍然存在心肌缺血的症状（如胸痛、胸闷、呼吸困难等），或者平静状态下的心电图或者平板运动试验提示心肌缺血，且冠脉病变的狭窄程度较重（＞70%）时，医生会建议患者接受心脏支架术或冠脉搭桥手术，但支架或手术不是唯一方法。

从检查结果来说，心脏介入医生往往参照以下三种情况决定是否行心脏介入治疗。

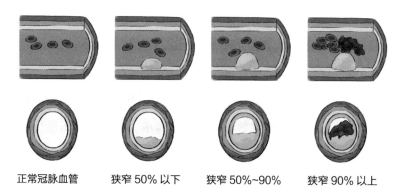

正常冠脉血管　　　狭窄 50% 以下　　　狭窄 50%~90%　　　狭窄 90% 以上

稳定性冠心病患者冠脉狭窄程度

第一种情况

冠脉造影提示，冠脉病变的狭窄程度在 90% 以上时，需要再做进一步的检查，评估患者有心肌缺血症状，可以考虑结合患者身体的综合条件置入支架。

第二种情况

冠脉病变的狭窄程度在 50% 以下时，大多数不需考虑行介入治疗。

第三种情况

就比较复杂了，当冠脉病变的狭窄程度在 50% ~ 90%，这时候，就需要了解患者是否存在心肌缺血，可参考症状和辅助检查的结果来帮助判断：比如患者是否有典型的心绞痛症状，心电图是否有心肌缺血提示以及平板运动试验的结果等。另外，心脏介入医生也可以在手术过程中采用压力导丝测量冠脉内压力，帮助判断冠脉病变是否可能导致心肌缺血。

心脏介入医生除了要考虑患者的症状、检查结果，还要考虑患者自身的情况，比如，病变部位是否适合支架置入，是否合并其他疾病不宜置入支架等等，综合所有的情况，医生才会建议患者进行心脏支架术。

> **健哥说**
>
> 对于稳定性冠心病患者来说，冠脉造影看到的冠脉病变的狭窄程度并不是判断是否需要置入支架的唯一标准。特别是当狭窄程度在 50% ～ 90% 时，还需要依据更多存在心肌缺血的证据来帮助判断。心脏介入医生在综合考虑各方面的因素之后，会从患者长期的健康出发，谨慎作出建议行心脏支架术的决定。

4 生命的抉择

作为心内科医生，我几乎每天都直面生死。面对危及生命的疾病，一边是高风险的治疗，一边是权衡利弊后的放弃，最后是医生从技术上理性分析后作出的决定，还是家属和患者的决定呢？这是性命攸关的抉择。

本篇将从一个患者的故事来讲讲关于"生命的抉择"。

这是我 3 年前收治的一位患者，就称他为老黄吧。老黄是由 120 送到北大人民医院的，75 岁，入院时老黄已经意识模糊，满头大汗，脸色苍白，必须半坐着喘气，血压几乎都测不到了。心电图提示大面积心肌缺血，超声心动图显示心脏的功能减少了一半。

我心里想着：老黄快不行了！雪上加霜的是，冠脉造影显示，老黄的一支主要冠脉完全堵死了，另外两支也几乎闭塞。从治疗角度看，需要用升压药和"主动脉球囊反搏技术"[1]支持循环。同时，老黄肺里布满了湿啰音，说明并发了呼吸衰竭，只能通过气管插管采用呼吸机辅助呼吸。

老黄的病情非常危重，也非常复杂。如果不做介入治疗，生存几乎是不可能的；但是，即便是做手术，手术风险也很高，而且，手术和后续治疗相关的费用也很昂贵。

横亘在我们面前的，就是这个艰难的，却容不得我们过多犹豫的抉择！

老黄的老伴儿和儿子在了解了病情后，既紧张又犹豫，反复问我："刘大夫，您建议做手术吗？"我的回答是："只要患者有一线生机我们都会尽百分之百的努力去挽救，作为医生，我可以给你提出建议，说明手术可能受

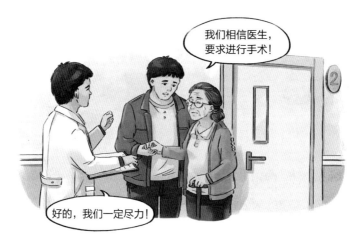

生命的抉择

注：1. 主动脉球囊反搏术，是一种有效的左心室辅助治疗方法。其方法是由股动脉植入一根带气囊的导管至心脏排血出口——主动脉内，然后使球囊在心脏舒张时充气，把主动脉里的血液挤进冠脉，使心肌供血供氧增加；而在心脏收缩时，球囊排气，降低心脏排血的阻力，也就是让心脏跳得更省力，减少氧气的消耗。老黄的情况是由于冠脉被血栓堵塞，心肌的供血供氧减少导致的"心源性休克"，这种技术恰好可以达到治疗目的。

益，同样也面临风险，但是，最后的抉择还是要家属作出。"老黄的家人考虑了一会儿，再次找到我，表示充分相信医生的能力，全力配合医院的抢救，坚决要求进行手术！

我们马上确定了手术方案，随即在呼吸机和主动脉球囊反搏泵的支持下开始了手术。术中老黄出现血压过低、反复心室颤动等严重情况，都被我们一一克服了。历时 2 个小时，手术终于顺利结束，并且达到了我们预期的效果。但是，我知道，这只是闯过了第一关，只有闯过后面的术后并发症等几关，老黄才能算是真正救过来。

果然，老黄术后的病情出现了多次反复——合并重症肺炎，反复出现急性心衰，持续低血压等。经过一次次抢救，老黄的病情终于稳定了下来。经过 20 多天艰难的治疗后，伴着 2015 年新年钟声，老黄终于出院了。

后来老黄在复查的时候跟我聊起刚刚过去的这段日子，他说自己当时已经绝望了，幸亏家属和医生们的坚定救治，一次次拉着他闯过了鬼门关，以后一定要好好听医生的话，按时吃药，珍惜这来之不易的"大难不死"。

我认为，老黄之所以能恢复过来，不仅仅是依靠医学技术的支持就能达到的。如果没有老黄家人对医生的信任与配合，我们也难以在屡屡凶险的情况下及时采取必要的治疗措施，最终使他转危为安。这个完美的结局看似在意料之外，但是，也在医患携手的情理之中。

思考

"疾病的治疗决定权"，这个生命的抉择，应该既属于医生，又属于患者和家属。治疗决定权是一个互相赋予权利的过程：医生将治疗权赋予患者和家属，通过自己的专业知识帮助患者做出正确决定；患者和家属将治疗权赋予医生，将患者的生命托付给自己信赖的医生。医生敬畏生命，患者和家属崇尚医学，医患拧成一股绳，才能共同对抗疾病！

5 心脏支架有寿命吗

现在，心血管疾病的患者越来越多，心脏里"放了个支架"真是很常见。但是，放了心脏支架之后，患者还是有很多疑问，最常见的是：心脏支架有寿命吗？本篇就来聊聊这个话题。

首先要强调的是："心脏支架的使用寿命"这本身就是个伪命题！

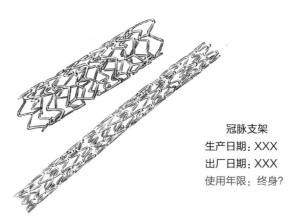

冠脉支架
生产日期：XXX
出厂日期：XXX
使用年限：终身？

前面介绍过，冠心病就是冠状动脉里面出现了斑块，使血管腔变狭窄，从而导致心肌缺血进而引发胸痛等症状。

做心脏支架手术时，要先使用球囊导管进行扩张，把血管里的斑块压扁，同时把血管撑大。然后再放置心脏支架，支架会把斑块贴在血管壁上，并且维持血管腔的大小。这样，支架就能和血管内膜紧密地结合在一起，还能防止血管因为弹性回缩再次变窄。随后，血管内膜上的内皮细胞会一点点生长起来，逐渐去覆盖支架小梁，最终，支架就和血管壁融为一体了。所以，心脏支架没有"使用寿命"这一说法。

坊间流传的"心脏支架需要几年一换"的说法，是一个很大的误解。早年的心脏支架都是用医用不锈钢制成的"金属裸支架"，这种支架被放进血管后，会刺激血管内皮过度增生，引起支架表面的内膜过度增厚，甚至会使被支架撑开的血管再次出现狭窄，医学上将其称为"再狭窄"。在"金属裸支架"时代的再狭窄概率高达 50% 左右。

不过，这种"金属裸支架"目前已经很少使用了，取而代之的是"药物洗脱支架"。这种支架是在"金属裸支架"表面涂上了可以抑制血管内皮增生的药物，从而使血管发生"再狭窄"的概率大大降低，为 10% 左右。

但是，事物总有两面性，"药物洗脱支架"能够有效地抑制血管内膜的增生，同时也导致了血管内皮无法均匀地覆盖支架小梁。凹凸不平的血管内膜也可能会引发支架内血栓，这也是为什么在做完心脏支架术后，需要同时服用两种抗血小板药物来预防支架内血栓，而且，一般至少连续服用 1 年。

健哥说

本篇澄清了一点，心脏支架没有"使用寿命"这个概念，一旦植入，心脏支架就会与患者的血管终身相伴。

冠状动脉介入手术，虽然具有创伤小、恢复快、治疗有效的优点，但是，无论是"金属裸支架"，还是"药物洗脱支架"，都存在一定的手术风险以及不良反应，所以，我们应该慎重选择。

6 医生穿铅衣防辐射，患者就不怕辐射吗

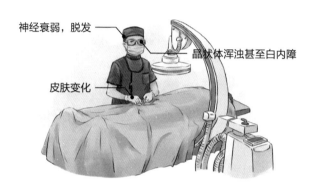

神经衰弱，脱发

晶状体浑浊甚至白内障

皮肤变化

介入医生的盔甲

在介入诊疗过程中，医生通常需要借助医学影像设备，在 X 射线的引导下完成对患者的诊断和治疗，所以，医生和患者都难免要"吃射线"。

有些患者会问我，做介入手术的时候，医生都穿铅衣、戴铅帽和铅眼镜等设备来进行防护，可患者却是直接裸露在 X 射线下，这样的辐射会不会有害健康呢？

这里先给出答案，每次介入诊疗过程中患者接受的辐射剂量大多在安全范围内，不会对身体健康造成影响。

在接受介入诊疗时，患者是躺在 X 射线能够穿透的诊疗床上接受治疗的，所以，患者的背部皮肤会直接受到射线辐射。2018 年国外发表的一篇文章指出，患者接受冠脉造影检查时接受的辐射剂量平均为 8.4mSv/ 次（毫希沃特 / 次），而如果不仅仅是检查血管情况，还放了支架，接受的辐射剂量平均为 13.6mSv/ 次。这样的辐射量，大概相当于拍 2 次胸片。一般来

说，短时间受到 100mSv 以下的辐射剂量对人体没有危害。

患者对 X 射线辐射的反应主要表现在皮肤，这些反应也和患者的健康状态相关，如果患者存在糖尿病、甲状腺功能低下等情况，对辐射则更加敏感。介入手术过程的辐射剂量与病变复杂程度、影像设备的状况以及介入医生的操作水平密切相关。如果患者病情或者血管病变程度比较复杂，介入操作时间会比较长，辐射剂量也会加大。有研究显示，心血管介入治疗后，小部分患者可能出现皮肤损伤，早期表现为干燥、脱毛、红斑等，严重时可见脱皮、溃疡等。

介入医生站在患者床边进行操作，同样会受到 X 射线辐射。虽然，他们穿戴着铅衣、铅帽等防护设备，但是，面部和四肢基本没有保护，这样长期低剂量的辐射累积效应可达每年 0.96 ~ 62mSv。研究发现，介入科医生多出现神经衰弱、皮肤变化、脱发、白细胞总数异常等表现；有些医生还会患上白内障，研究显示有 3 成以上的介入科医生会出现晶状体浑浊的情况。

患者接受的辐射剂量越多，医生接受的辐射量也会越多。要减少患者和自身的辐射剂量，就要求介入医生熟练掌握介入技术，保持尽可能小的辐射剂量，减少术中使用 X 线摄影的次数和时长。

健哥说

按照现有的医疗水平，介入治疗必须借用 X 射线作为成像手段指导操作。因此，介入诊疗过程中产生辐射是不可避免的。绝大多数患者在一生中只经历一次或者几次心脏介入诊断或治疗，每次诊疗过程中接受的辐射剂量大多在安全范围内，仅有小部分患者可能出现局部皮肤损伤。相对来说，介入医生长期低剂量接受辐射，对身体的影响更大。

虽然，介入诊疗过程中的辐射不会影响你是否接受介入治疗的决定，但是，在手术中，介入医生会尽最大努力把患者的辐射剂量减到最小，因为，这样才能最大限度地保护患者和医生自己。

📑 **延展阅读**

电离辐射小常识

在生活中我们每时每刻都接受着电离辐射，其中包括像宇宙辐射、食物辐射等天然辐射，还有像 X 射线等人工辐射。

受到电离辐射，吸收能量多少的单位为"戈瑞"（Gy）；而衡量不同种类的辐射对人体组织或器官造成的影响的单位为"希沃特"（Sv）。由于单位都比较大，我们通常用"毫戈瑞"（mGy=0.001Gy）和"毫希沃特"（mSv）来计量。对于 X 射线来说，1Gy=1Sv。

辐射的危害与剂量有关，人体本身对辐射损伤有一定的修复能力，在辐射剂量较低，如瞬间接受小于 200mSv 时，可不表现出危害效应或症状。但如果剂量过高，如瞬间接受 500mSv 以上的辐射或者长期接受低剂量辐射，超出了体内各器官或组织的修复能力，则会引起局部或全身的病变，如白血病、再生障碍性贫血、各种肿瘤、眼底病变、生殖系统疾病等。不同器官对辐射的敏感度不同，下表是身体吸收一定辐射后产生的不良反应。

整个身体瞬间接受辐射剂量（mSv）	不良反应
小于 100	对人体没有危害
100 ~ 500	没有疾病感觉，但血液中白细胞数量减少
1 000 ~ 2 000	轻微的射线疾病：疲劳、呕吐、食欲减退、暂时性脱发、红细胞减少
2 000 ~ 4 000	产生几种射线疾病：骨髓和骨密度遭到破坏，红细胞和白细胞数量极度减少，呕血、便血、阴道出血、腹泻
大于 4 000	死亡

7 心脏介入术后为何要多喝水

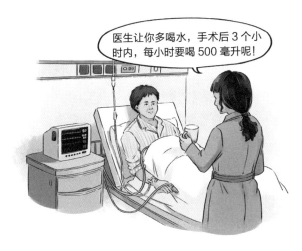

心脏介入术后的水化治疗

"心脏介入术后需要注意什么？"这是患者和家属常常提起的一个问题。除了遵医嘱用药，清淡饮食，我们常常叮嘱患者，术后一定要多喝水，这对心脏介入术后的恢复有着重要意义。

那么，为什么心脏介入术后提倡多喝水呢？

首先要提到的是心脏介入术中必须用到的造影剂。注入造影剂之后，人体血管和周围组织的密度会产生差异，在射线之下就能被清晰地分辨出来。心脏介入术需要找到血管的狭窄或者堵塞部位进行治疗，但是，血管分布位置广泛，有的在心脏肌肉里面，有的在心脏表面。此时的造影剂，就像给介入医生点亮了一盏灯，可以使医生在射线的帮助下，看清楚每一根血管的走向和形态。所以，没有造影剂，就无法进行心脏介入手术。

但是，造影剂的使用也可能给人体带来一些副作用。对于高危人群，还可能引起"造影剂肾病"，这是一种由于造影剂引起的肾功能急剧下降，从而造成急性肾衰，甚至危及生命的病症。

在普通人群中，造影剂肾病并不常见，发病率小于5%。既往研究发现，有高血脂、高血压、糖尿病等多重心血管风险的人群，造影剂肾病的发生率高达50%。但是，近年来由于医学的发展以及对于造影剂肾病更好的预防措施，该病的发病率已有明显的下降。

即便如此，在心脏介入术前，医生仍然会对患者进行评估，造影剂肾病的危险因素包括：年龄在75岁以上，存在肾功能不全，糖尿病病史以及近期使用过造影剂等等。医生会根据评估结果，选择造影剂的种类、剂量以及给药方法。

目前，医疗上对预防造影剂肾病的共识是采取"水化治疗"。水化治疗可以促进患者排尿，理论上可以帮助患者把造影剂排出体外。水化治疗有两种方式：口服水化和静脉水化。

其中，口服水化就指"多喝水"，那么喝多少水才合适呢？临床上一般要求患者术后增加短期的饮水：术后3小时内，每小时要喝水400～500毫升，在此后的24小时内，总饮水量不要超过2 000毫升。

静脉水化，是指在手术前后的12小时内，按1毫升／（公斤·小时）的速度对患者进行补液。以一个体重为60公斤的患者为例，在术前和术后12小时之内，需要以60毫升／小时的速度补液。这个速度具体应该由临床医师根据患者的情况而决定。

健哥说

在心脏介入术中，造影剂不可或缺，但是，它在手术中帮助血管显影的同时，也有引起造影剂肾病的风险，特别是对于存在危险因素的患者。目前研究认为，水化治疗可预防造影剂肾病。在医生的指导下，患者可通过多喝水或者静脉补液来预防造影剂肾病。

8 急性心梗介入术后，动？还是不动

老杨今年 57 岁，脾气比较急，得了高血压有七八年了，一直控制得不太好。前几天，因为一点小事跟人争吵，回家后就感觉到胸痛。救护车及时把他送到医院，确诊为急性前壁心肌梗死。我给他做了急诊介入治疗，把阻塞的血管完全开通，老杨的病情很快就稳定了。

一周后，我去病房查房得知：老杨发生了急性心力衰竭。虽然抢救很成功，但还是加重了病情。我心里有些纳闷，按说老杨发病后到医院比较及时，手术的效果也很好，为什么会出现心力衰竭呢？为了找到原因，我仔细地询问了老杨的主管医生，才明白了其中的原因。

原来，老杨认为，我们给他制订的心脏康复的活动量太小。他想快点康复，自己偷偷在楼道里加倍地运动，结果适得其反。我听了之后，既觉得很痛心，也感到很自责。如果我们沟通再多一点，让老杨了解运动康复需要循序渐进的道理，也许就能避免这次心衰的发作。

为了避免出现类似的教训，下面给大家详细介绍一下心梗术后运动康复的具体步骤和注意事项。

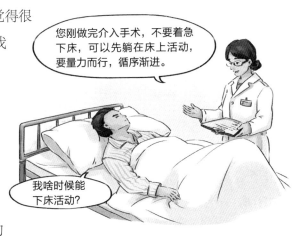

> 您刚做完介入手术，不要着急下床，可以先躺在床上活动，要量力而行，循序渐进。

> 我啥时候能下床活动？

心脏介入术后的院内运动康复

一般来说，心梗患者在进行介入手术 8 ~ 24 小时以后才允许进行运动，活动过程，要按照仰卧位 – 坐位 – 站立 – 下地活动这个顺序进行。

在我国指南中，对于早期运动有具体的要求，比如在近 8 小时内没有胸痛和呼吸困难；肌钙蛋白没有再升高；穿刺部位不出血；血压值，以及心率和呼吸次数等都需要达到要求（具体为：休息时，心率 50 ~ 100 次 /min；血压收缩压在 90 ~ 150mmHg，舒张压在 60 ~ 100mmHg；用夹手指的脉氧仪测出的血氧饱和度＞95%）。

通过评估可进行早期运动的患者，完成 4 个运动康复步骤后，基本可以胜任日常生活活动。无论坐位或站位活动时出现不良反应，都要立即终止运动，待症状缓解后，重新从低一个级别的运动量开始进行康复。

第一步 可以在床上卧位做双腿或双臂运动。双腿伸直，交替抬高至 30° 再放下；双臂配合呼吸运动，向头侧抬高时深吸气，放下时慢呼气；还可以在床旁坐或站 5 分钟。

第二步 若可以在床旁站立 5 分钟，可尝试在床旁行走 5 分钟。

第三步 在床旁行走 10 分钟，每天行走 2 次。

第四步 在病房内活动 10 分钟，每天 2 次。

需要注意的是，住院患者的运动康复和日常活动指导必须在心电、血压监护下进行，如果出现胸闷、胸痛，或者心率、呼吸频率加快，应立即停止活动，并告知医生，进行床旁心电图检查；第 2 天的活动量应减半，或将活动计划推迟。

急性心梗介入术后是否能运动，应该根据专业医生的评估来决定，而如何进行运动，医生会遵循"循序渐进"的原则，结合患者的个体情况给出具体建议。急性心梗对于心脏是一次沉重的打击，要想恢复心脏功能，只能"慢工出细活"。若不顾身体状况盲目加量，急于求成，只会"欲速则不达"。

健哥说

9 放完心脏支架为什么还要吃药

心脏支架术后，我都会叮嘱患者朋友们切记坚持服药，特别是双联抗血小板药物（简称"双抗"）。

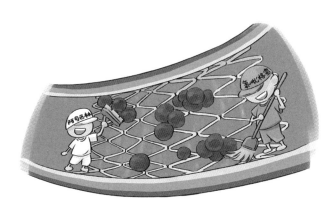

心脏支架术后的抗栓治疗

常常有患者问我："您都给我放好支架了，为何还要吃药？吃药也罢，为何一吃就要吃两种抗血小板药物呢？这多容易出血呀！"还有些患者，术后自我感觉良好，就擅自停用抗血小板药物，甚至两种一起停。结果就是，不一定哪天支架内长了血栓，突发心肌梗死来医院进行抢救，甚至没有机会来医院。

心脏支架术后必须要坚持服药，这是什么原因？前面我们打过一个比方，心脏支架术就如同武功中的"内功"，而冠脉搭桥术就像"外功"，可是，无论是"内功"还是"外功"，都只是通过重建血管的局部结构或者绕过冠脉病变，来改善冠脉供血。但是，导致冠心病的危险因素还在，为了从根本上治疗这些疾病，患者必须通过终身服药来控制血压，调节血脂，改善血糖水平。

有些人可能要问：药物那么多，为什么要强调抗血小板药物呢？目前置入冠脉的支架中，应用最为普遍的是药物洗脱支架（DES），以及较少使用的金属裸支架（BMS）。无论是何种材质的金属或者合金支架，对于人体血管来说都是"异物"，会刺激血小板的激活和聚集，随时有可能形成血栓。因此，心脏支架术后进行抗血小板治疗是必须的。

为什么要进行双联抗血小板治疗呢？首先我们要明白两个概念：单药治疗，是指只吃阿司匹林一种抗血小板药；双联抗血小板治疗，是指吃阿司匹林的基础上，联用氯吡格雷或者替格瑞洛。研究显示，在心脏支架术后1年内，双联治疗的疗效优于单药治疗，具有更强的抗血小板作用，可以更有效地预防支架内形成血栓。

健哥说

心脏支架术能够有效地缓解心肌缺血症状，但是，不能阻止冠心病的发展，术后坚持终身服药是必须的；支架术后的最大敌人是支架内血栓，为了预防血栓，必须进行抗血小板治疗，而且，在术后一段时间内还必须接受"双抗"治疗。

10 放了支架的冠心病患者还能运动吗

俗话说"伤筋动骨一百天"，心脏这么重要的器官出了问题，还放了支架，这么大的事，术后肯定得卧床静养很长时间吧。其实，你想错了。

另一句话说得好："生命在于运动"。对于冠心病患者来说，运动可以改善血管功能，延缓动脉硬化，恢复心脏功能，还能预防血栓，减少发生心梗或者再发心梗的风险。那么，心脏放了支架的患者该如何运动呢？

首先 ● **不要怕动**

现在的心脏介入手术大多都是在手腕部位穿刺，如果手术顺利，术后即刻就能在床上活动。术后 8 小时，如果手腕小伤口没有继续出血，没有胸痛、气喘等症状，你就可以开始下床活动了。

其次 ● **还要会动**

循序渐进是硬道理。从在床上坐起来开始，到坐床边、下床、走动，每一步都要慢慢来。如果你觉得胸闷、胸痛、气喘就要立刻停下来。

出院 1 个月内，可以做一些比较缓慢的、强度较低的运动，比如：散步、快步走等。从一天 10 分钟开始，逐渐增加到一天 1 小时，从隔天 1 次增加到一周 5 次。

需要强调的是，每次运动前后都要有热身和整理运动时间，前后各需 5 分钟。

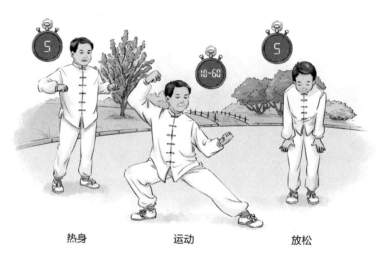

热身　　　　　　运动　　　　　　放松

心脏支架术后的院外运动康复

出院 1 个月以后，如果前期运动恢复得不错，可以继续增加运动强度，比如：慢跑、骑自行车、游泳和爬楼梯等。运动量要一点点地加，可以和第一阶段的缓慢运动如走路等搭配起来。运动时间也是一天 10 分钟到 1 个小时，每周 3 ~ 5 次。

除了这些，四五十岁的朋友还可以锻炼一下肌肉，比如举哑铃、俯卧撑、仰卧起坐、深蹲；老年人比较适合的运动有太极、八段锦和五禽戏等。同样，在运动前后也需要热身和放松。

关于运动，还有几点要注意：第一点，运动后微微出汗，以没有胸闷、气喘、胸痛的感觉为宜。如果有糖尿病，要特别注意，运动时如果觉得特别累，精神不好，就要马上停止。第二点，吃饱后 1 小时再开始运动。第三点，运动后不能马上洗澡，应该先休息 20 分钟再洗，而且要用温水。

> 心脏支架术后是可以运动的，运动的原则是循序渐进、量力而行。我们提倡运动，更提倡科学运动，建议支架术后的患者参加医院门诊心脏康复项目，由医生进行评估，根据评估结果制订运动处方，从运动类型、运动强度、运动频率和运动时间等方面给出具体的建议，使运动发挥更高效的作用。

健哥说

11　心脏支架手术后怎么又不舒服了

9月10日，是教师节，作为北京大学的一名普通老师，我倍感荣耀，但是，这一天也是世界预防自杀日，同时身为医生的我也会感觉到忧心。虽然，自杀和心血管疾病看似没有关系，但是，从心血管疾病到抑郁，再到自杀，这条关系链却是不少见的。本篇给大家讲一个心脏介入术后患者出现抑郁症的病例。

患者李先生，因突发急性心肌梗死，被送入急诊做心脏支架术，那时他才55岁。李先生肥胖、嗜酒，还患有高血压、高脂血症，这些都是导致他发生心梗的原因。心脏支架手术挺顺利的，术后李先生恢复得也挺好，胸痛症状消失了。出院时，我叮嘱他要按时服药，定期复查。

一开始，李先生很积极地配合治疗，但是，这种状态在术后第三个月有所改变。复诊的时候，我发现他变得有些沉默寡言。后来他的夫人悄悄告诉我，李先生从出院后就不太对劲，总觉得胸部不适，变得"疑神疑鬼"，去了不少医院检查，都没有发现新的问题。他对自己的病情很担忧，变得非常焦虑，甚至都不敢一个人在家待着，总害怕出什么意外。他夫人焦急地询问我："这到底是怎么回事？"我回答她："这应该是心脏支架术后的焦虑和抑郁的表现。"

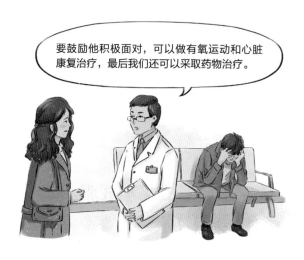

心脏疾病与抑郁症

其实，不少患者在心脏介入术后会出现焦虑或者抑郁症状。在荷兰的一项研究中，研究者对 1 411 例冠心病介入术后患者进行了 10 年的随访，发现 27.7% 患者合并焦虑状态，24.8% 的患者合并抑郁状态。术后患者可能仍有胸痛的感觉，甚至会有气促、濒死感，但是检查结果没有任何异常。

目前认为，心脏介入术后患者产生抑郁、焦虑等心理问题，可能与受教育程度、对疾病的预后结果心理准备不足等有关系。一般情况下，女性患者多表现为抑郁，如情绪低落、思维迟缓、言语或动作减少、迟缓，而男性患者则容易焦虑，表现为长期、过分担心，却没有明确原因，有的人甚至还会觉得头晕、胸闷。另外，D 型人格的人群，即平常情绪消极、容易悲伤，会无缘无故出现担心，在人际交往中会压抑自己情感和行为表达的人，更容易出现抑郁症状。

在治疗上，建议先要纠正患者对病情严重程度的错误认知。当你对自己的病情有疑问时，应该咨询专业的医生，而不是自己猜测或随意上网搜索。网络上虽然有不少的医学科普，但内容良莠不齐，加上个体情况不一，还是需要专业地去分析和辨别。其实，大部分支架术后的患者通过康复，是可以和正常人一样生活的。

其次，有氧运动和心脏康复治疗不但可以有效改善患者的抑郁症状，还能提高患者的生活质量和远期预后。

最后，如果以上非药物治疗效果仍然不好，别担心，我们还可以通过服用药物来治疗，但是一定要在专业医生的指导和监测下进行。

健哥说

心脏介入手术虽能有效地缓解症状，挽救生命，但是，患者在术后经常会出现抑郁或焦虑症状。这与患者对疾病的错误认知密切相关。

请相信您的主治医生，有任何对疾病的疑问都要与他们充分沟通。医生会为您提出最佳的解决方案。只有改正了错误的认知，树立理性的信念，才能战胜疾病，避免更严重的后果。

另外，还想唠叨一句，心理疾病其实和心血管疾病一样常见，不用害怕。心理疾病也不等于精神病，别用有色眼镜看待它。

延展阅读

患者可以通过自测来发现心理疾病隐患，下面的《焦虑抑郁情绪评定表》是比较常用的自测表。如果发现异常，可以与你的心内科医生或者心理医生沟通，他们肯定会为你考虑合适的方案，尽力帮助你。

医院焦虑抑郁量表
（Hospital Anxiety Depression Scale, HADS）

情绪在大多数疾病中起着重要作用，如果医生了解你的情绪变化，他们就能给你更多的帮助。请你阅读以下各个项目，在其中最符合你过去一个月的情绪评分上画一个圈。对这些问题的回答不要做过多的考虑，立即做出的回答往往更符合实际情况。

		0分	1分	2分	3分
1	我感到紧张（或痛苦）（A）：	根本没有	有时候	大多时候	几乎所有时候
2	我对以往感兴趣的事情还是有兴趣（D）：	肯定一样	不像以前那样多	只有一点	基本上没有了
3	我感到有点害怕，好像预感到什么可怕的事情要发生（A）：	根本没有	有一点，但并不使我苦恼	是有，不太严重	非常肯定，十分严重
4	我能够哈哈大笑，并看到事物好的一面（D）：	我经常这样	现在已经不太这样了	现在肯定是不太多了	根本没有
5	我的心中充满烦恼（A）：	偶然如此	时时，但并不轻松	时常如此	大多数时间
6	我感到愉快（D）：	大多数时间	有时	并不经常	根本没有
7	我能够安闲而轻松地坐着（A）：	肯定	经常	并不经常	根本没有
8	我对自己的仪容失去兴趣（D）：	我仍然像以往一样关心	我可能不是非常关心	并不像我应该做的那样关心我	肯定
9	我有点坐立不安，好像感到非要活动不可（A）：	根本没有	并不很少	是不少	却是非常多

续表

		0分	1分	2分	3分
10	我对一切都是乐观地向前看（D）：	差不多是这样做	并不完全是这样做的	很少这样做	几乎从不这样做
11	我突然发现有恐慌感（A）：	根本没有	并非经常	非常肯定，十分严重	确实很经常
12	我好像感到情绪在渐渐低落（D）：	根本没有	有时	很经常	几乎所有时间
13	我感到有点害怕，好像某个内脏器官变化了（A）：	根本没有	有时	很经常	非常经常
14	我能欣赏一本好书或意向好的广播或电视节目（D）：	常常如此	有时	并非经常	很少

评分标准：

本表包括焦虑和抑郁 2 个亚量表，针对焦虑（A）和抑郁（D）的问题各 7 题。

焦虑和抑郁亚量表的分值区间为：

0 ~ 7 分属无症状；8 ~ 10 分属可疑存在；11 ~ 21 分属肯定存在；在评分时，以 8 分为起点，即可疑及有症状者均为阳性。

12 心脏支架术后牙龈出血，正常吗

刷牙的时候吐出"血水"、咬苹果的时候染上血丝，这种情况几乎人人都有过，而且漱漱口就没事了，多数人都不会将它放在心上。但如果你刚做

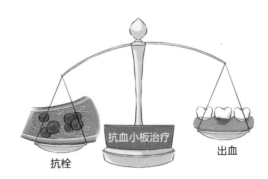

牙龈出血与抗血小板治疗药物副作用

完心脏支架手术，正在服用抗血小板药物，出现牙龈出血的几率可能会更高，这时是否也只是漱漱口就可以了呢？

我要告诉你，是！也不是！

说"是"，是因为心脏支架术后，患者出现牙龈出血的情况确实很多，而漱口也是常用的止血方法。

说"不是"，是因为频繁的牙龈出血可能预示着其他部位出血风险的增加，不能说漱漱口就"没事了"。

我们先来了解一下为什么心脏支架术后容易牙龈出血。虽然置入心脏支架可以开通堵塞的血管，但由于支架这种异物的刺激，容易引发支架内血栓。因此，在心脏支架术后，需要让患者服用阿司匹林，并联合氯吡格雷或者替格瑞洛等药物，进行抗栓治疗，称为"双联抗血小板药物治疗"（简称"双抗"）。双抗是预防支架内血栓的必要措施。

大家知道，血小板可以帮助伤口处的血流凝固。因此，血小板聚集是血栓形成的关键步骤，而双抗就是通过抑制血小板聚集来预防血栓的，但其副作用就是血液不易凝固，容易出血。

说到出血，最容易被发现的就是牙龈出血。另外，身上出现瘀斑，鼻出血、黑便、呕血、咯血、尿血等也属于出血。

既然出血是药物副作用造成的，有些患者会问："那我是否可以减少或者暂时不吃抗血小板药呢？"

千万不能！请你牢记：所有处方药物都应该在医生的指导下服用，是继续用药、减量还是停药，应该由医生来判断。如果发现上述的出血症状，建议患者尽早到医院就诊。

一般来说，牙龈出血的危险性不高，如果漱口止血有效，不建议停用抗血小板药物。但是也要警惕其他的出血症状，有些严重的出血可能会危及生命。因此，应该由专业医生评估出血风险和指导用药。

健哥说

首先，做了心脏支架术的患者必须服用双联抗血小板药物来预防支架内血栓，因此发生出血的可能性会增加。

其次，出血可能表现为牙龈出血、瘀斑、鼻出血、黑便等症状。

最后，患者对于这些症状不可掉以轻心，更不可随便停药。应该及时到医院就诊，由专业医生帮你评估，并根据结果制订用药方案。

13 心脏支架术后还能有"性福"吗

一直以来，"性"在我国都是一个敏感的话题，无论是在家庭，还是在医院，大家都不好意思讨论这个话题。经历了心脏支架术的患者也是如此，虽然他们有这样或那样的疑虑，比如：心脏介入手术是否会影响患者的性功能，患者何时能恢复性生活，性生活是否会引发再次心肌梗死？但却只有少数人会因此咨询医生。孔子云：食色性也。"性"是两性关系的重要组成部分，本篇就开诚布公地来说一说"性"这个话题。

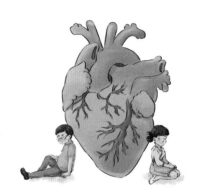

心脏支架术与性生活

首先，心脏介入手术本身不会影响患者的性功能。有研究表明，患者在心肌梗死后性生活减少，大都源于患者及其伴侣的焦虑与不安，而并非由身体功能障碍所致。而且一般来说，心脏介入术后常规服用的药物，也不会影响患者的性功能。

那么，在心脏介入手术后多久才能恢复性生活呢？我国权威专家给出的建议是：一般情况下，患者出院 2～4 周后就可以重新开始性生活。

其次，性生活对心脏的影响与运动对心脏的影响是相似的，如心率加快，血压升高，心脏的耗氧量增加。因此专家也提示，如果患者能够在 10～15 秒内爬完 20 级楼梯，没有感到呼吸急促、胸痛等症状，心跳与安静时相比增加不超过 20～30 次 /min，进行性生活是安全的。当然，无论是性生活还是运动，都应该循序渐进，这样更有利于心脏功能的恢复。

在这里我们要补充的是，每个患者在心脏介入术前的疾病程度是不同的，比如有的患者合并心衰或者心律失常，这些合并疾病对术后心脏功能的恢复会产生影响。这种情况下，建议您咨询医生，在对心脏功能进行检查后给出个体化的建议。

还有些患者和他们的伴侣会担心，性生活会不会引发再次心梗？对于这点，大家不用过分焦虑，研究显示，性生活导致再次心梗的概率比情绪激动导致心梗的概率更低，约为 0.9%，而且，平时规律的体育运动可以使性生活引发心梗的概率降得更低。

虽然，我们鼓励接受心脏介入手术的患者积极恢复性生活，但同时，患者也应该了解以下几个注意事项：常备硝酸甘油可以有备无患；如果在性生活时出现心绞痛或其他相关不适，应及时停止，并舌下含服硝酸甘油，若不能缓解应立即就医；西地那非类药物（俗称"伟哥"）不能与硝酸甘油同时使用，以免造成严重低血压，导致生命危险。

健哥说

首先，心脏介入手术不会影响患者的性功能。

其次，一般情况下，接受心脏介入手术的患者在出院后2～4周就可以恢复性生活，但具体时间也需要个体化，关键在于心脏功能恢复的情况。

再次，性生活引发再次心梗的概率非常小，但是，如果性生活时出现胸痛，应及时停止，含服硝酸甘油，症状不能缓解或情况紧急时，应该及时就医。

最后，我想提醒大家，心脏介入手术后保持规律的性生活和运动锻炼对改善生活质量以及保持心血管健康很有帮助。"性"是人类的天性，更是人类生存和生活的一项最基本的权利，无须避讳，你可以大方地咨询你的医生，勇敢地追求你的"性福"。

14　支架术后是否能做磁共振检查

经常有患者朋友来问我，放了冠脉支架之后能做磁共振检查吗？带着这个问题，我复习了相关文献，发现做过支架术的冠心病患者，至少一半以上因为出现脑梗死、脑出血或者消化道肿瘤等情况，需要做磁共振检查。那么，他们究竟能做吗？

我们先来看看什么是磁共振。大家
知道，成人体液总量约占体重的60%，
而体液中含有大量的水。水是由氢和氧
组成的。磁共振里的"磁"，是指强大
的磁场；而"共振"，是指在磁场的作
用下，氢原子核以一定的频率做共振运

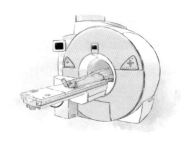

支架术后进行磁共振检查

动。磁共振的成像原理，就是在强大磁场作用下，通过计算机，记录氢原子
核的共振运动特点，从而得到器官或组织的图像。由于检查的磁场十分强
大，为了避免干扰磁场或避免物体被磁性吸附，进行磁共振检查前医生会要
求你摘掉随身携带的金属物品，比如钥匙、钢笔等等。可是，像钥匙这样的
金属摘除很容易，心脏里的金属支架怎么办？

在这里，大家担心支架患者能否进行磁共振检查的原因有二：第一个是
金属支架在磁场下，可能会移动到其他位置或者发生变形；第二个是金属支
架在磁场下会发热。

事实上，临床使用的大部分冠脉支架都是由不锈钢或镍钛合金制成，属
于非磁性或弱磁性，在磁场下位置移动或变形的可能性极小。至于发热，人
体的血液流动会带走部分热量，轻微升温对于支架的影响可以忽略不计。

现在最常使用的药物洗脱支架，大部分是合金材料，都通过了磁共振安
全检。患者在术后任何时候做1.5T或3.0T磁共振检查都不需要有任何顾
虑。我们说的这个1.5T的"T"是指特斯拉，这可不是那个电动车的特斯
拉，而是表示磁场的强度。而早期常用的金属裸支架虽然有弱磁性，但根据
美国心脏病协会的建议，患者在术后6周做磁共振检查也是安全的，因为
这时支架已经十分稳固了。

健哥说

判断放了支架的患者是否能做磁共振检查，首先要看支架材质，如果是合金材料的药物洗脱支架，可以随时放心大胆地做；如果是金属裸支架，需要看看时间，在术后6周做也是完全没问题的。

15 放了支架还能坐飞机吗

陪伴家人出行旅游是很多人在假期的选择，而坐飞机是个很便捷的方式。但是，如果心脏放了支架，还能不能坐飞机呢？让我来告诉你。其实，能不能坐飞机与是否放过心脏支架没有直接关系，真正有关系的是：是否还有心肌缺血，以及心脏功能恢复的情况。

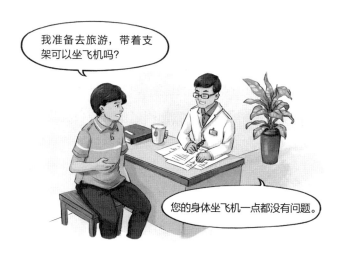

放了支架还能坐飞机吗

想要飞机带你飞，应该注意以下几点。

第一点　病历证明随身带

在出行前，应该先到医院复诊，一个是看看是否还有残留的心肌缺血，以及心脏功能的恢复情况，医生将以此来判断，你是否可以乘坐飞机；另一个，需要医生开具一张"接受心脏支架术"的诊断证明，随身携带诊断证明和病历，可以在遇到紧急情况下方便接诊医生参考。当然了，支架是不会引起安检报警的，这点大家不必顾虑。

第二点　首选大中型飞机

我们坐飞机大多选择经济舱，座位前后左右的尺寸都不大，伸不开腿，在行程中也不能随意走动。如果是长途飞行，座位小不仅会影响休息，还可能由于血液循环不畅引起下肢血栓，严重的会危及生命。大中型飞机的座位空间相对宽敞一些，可以一定程度上避免上述情况发生。而且，不同航空公司经济舱座位的尺寸是不一样的，订票前可以先上网了解一下，也许能让飞行更舒适。当然了，俗话说"坐着不如躺着"，如果需要长途飞行，而且经济条件允许的话，还是选择"能躺的座位"更好。

第三点　硝酸甘油应常备

冠心病的主要表现是胸痛或胸闷，其原因是病变处心肌缺血，血液不能带来足够的氧气，使得心肌细胞没有足够的支持。虽然心脏支架术可以缓解心肌缺血，改善心脏功能。但是，飞机上的氧气比陆地上稀薄，吸入的氧气量少了，心肌细胞得到的氧气也会减少。轻则诱发心绞痛，重则导致心肌梗死。所以，冠心病患者要坐飞机，应该随身携带像硝酸甘油这样的急救药品。

健
哥
说

放了心脏支架的患者只要没有残存的心肌缺血，心脏功能良好，是可以坐飞机出行的。在出行前，要准备好病历和诊断证明，挑选舒适的舱位，带上应急药品，你就可以放心享受飞行带来的乐趣和便捷了。

深阅读

"科学狂人"沃纳·福斯曼

1956 年 10 月 11 日，52 岁的沃纳·福斯曼接到一个他一生中最重要的电话，电话通知他由于"发明心脏导管术和发现循环系统的病态变化"，获得了当年的诺贝尔生理学或医学奖。这时，距离福斯曼对自己做的那个"疯狂"的试验已经过去了整整 27 年。

20 世纪初，心脏病在所有疾病中属于死亡率最高的一类疾病。刚刚当上医生的福斯曼曾经目睹了一个心脏病患者因得不到及时救治而死亡的病例。这让他难以忘怀，并下定决心要努力寻求一种新的救治方法，最大限度地挽救心脏病患者的生命。

1929 年，福斯曼从法国生理学家马勒用导管从马的颈静脉伸到心脏内测量心脏内压力的报道中受到了启发，他也想用一条可弯曲的细软管通向心脏来检查心脏的解剖学情况，从而为救治心脏病患者提供科学依据。虽然医院方面并不支持他这个异想天开的"想法"，可福斯曼并未放弃，反而从公开试验转为"地下"试验。

为了进入有无菌设备的手术室，福斯曼说服了掌管手术室钥匙的外科护士，这位护士甚至自愿成为志愿者。但真正开始时，福斯曼并没有在护士身上进行试验，而是趁着护士不注意，把消毒过的导尿管插入自己的静脉中，在 X 线的指引下，一点点将导管插入自己的心脏。预期的痛苦并没有出现，相反，他却"感受到了一丝如太阳照耀般的暖意"。这让福斯曼相信，试验成功了！当导管到达右心房时，他拍摄了一张震惊世界的 X 光片——医学史上的第一例心脏导管术！

福斯曼把试验结果写成论文并发表。但出人意料的是，出于对"自体试验"的排斥，福斯曼的研究成果非但没有被重视和支持，得到的反而是批判和嘲弄。随后，福斯曼试着通过导管注入造影剂来显示心脏结构却没有成功。更遗憾的是，他始终没有能被学术界接受。当时，医院的一位主任对他说："你靠这些小把戏可以在马戏团获得教授资格，但不可以在德国的医院当医生！"

此后，福斯曼被迫放弃这一研究项目，而将自己的研究重点转向泌尿学科。其后，由于在第二次世界大战期间的纳粹经历，福斯曼在二战结束后坐了牢，直到 1945 年才被释放。1950 年以后，福斯曼在一家名不见经传的小医院做了泌尿科医生。

直到 1956 年 10 月 11 日，福斯曼接到诺贝尔奖获奖通知时才知道，27 年前自己那个"疯狂"的心脏导管术试验，得到了美国医学家库南德和理查兹的研究和改进，并于 1940 年在患者身上成功实践。随后造影技术也得到突破，心脏疾病的诊断被推进了一大步。

福斯曼开创的心脏导管术，是如今多种心脏介入手术的基础，挽救了无数患者的生命。而福斯曼，也被称为现代心脏病学的开创者之一。他曾经进行"自身试验"的那家医院，也被改名为——沃纳·福斯曼医院。

植入了心脏起搏器、人工心脏瓣膜，做磁共振安全吗

前面谈到，植入心脏支架后做核磁共振检查是安全的。但是，也有患者问，体内有其他"金属"，比如心脏起搏器或者人工心脏瓣膜，做磁共振是否安全？本篇就再来聊聊这一话题。

进行核磁共振成像，有赖于强大的磁场。前面说到心脏支架的金属多为非磁性或弱磁性，因此在磁场下不容易移动；同时，心脏支架植入血管中，血液流动会带走热量，因此不会发热。

但是，植入了心脏起搏器，或者更换了人工心脏瓣膜后做磁共振检查，情况就比较复杂，下面我们分别来看看。

近年来，随着科技的快速发展，心脏起搏器的制作工艺不断提高，它的种类也很多，有单腔起搏器、双腔起搏器、三腔起搏器和心律转复除颤器等，现在还出现了能与磁共振设备兼容的心脏起搏器。

目前，临床上应用的绝大多数植入心脏的电子设备，如起搏器等，不能与磁共振设备兼容。如果佩戴这些仪器进行检查，可能会导致组织灼伤、仪器故障、电池过早耗竭、仪器完全失灵等后果。因此，除非是新型磁兼容性仪器，植入心脏起搏器的患者一般不能进行磁共振检查。

然而，人工心脏瓣膜与心脏支架的特性有些相似。目前上市的几乎所有的人工心脏瓣膜和瓣膜成形环，都可以安全地接受核磁检查，即便是20世纪60年代初期生产的机械人工心脏瓣膜，在1.5T（特斯拉）的磁场中也不会对人体造成不良后果。有研究表明，核磁共振检查中人工机械瓣膜升温不超过1℃。因此，人工心脏瓣膜手术后任意时间都可以行3.0T（含）以下的核磁共振检查。但是，由于不同厂家产品的差异性，还是应在磁共振检查前对人工心脏瓣膜的材料进行再次确认。

体内有"金属"是否能做磁共振检查不能一概而论,像起搏器等心脏植入式电子设备大多不能进行核磁检查,而大多数的人工心脏瓣膜进行核磁检查是安全的。

无论体内有哪种"金属",检查前最好还是先和医生沟通,由医生来判断你是否可以做磁共振检查。

健哥说

📖 延展阅读

2017 年,我国权威专家对磁共振成像(MRI)安全发表了一篇共识,我们对其中金属植入物检查的安全性整理成表格如下,大家可以查看对照。

另外,还有些碎碎念,希望帮助到需要做核磁共振检查的朋友。

即使是体内没有"金属",在做磁共振检查时,受检者或陪检者身上都不能携带金属物品,如磁卡、手表、钥匙、硬币、发夹、眼镜、手机及类似电子设备、首饰、金属饰物的衣物等。除了这些"看得见"的金属外,还有些"看不见"的金属,比如化妆品,所以检查当天最好不要化妆,包括指甲油、止汗药、防晒霜等,最好护发产品也不要用。

还有两点要提醒大家:虽然标准的磁共振检查程序只有 15 分钟左右,但可能因为各种原因导致检查时间延长至 1 小时,所以不妨在检查前吃点东西,最好先去趟卫生间;检查的过程你可能感觉到热,以及噪音比较大,这是正常现象,检查过程千万不要动,如果你动了,还得再检查一次。

各种金属植入物检查的安全性

MRI 检查安全性	类别	详情
比较安全	支架	几乎所有市面上的冠状动脉支架产品在 MRI 时都是安全的，可在 3.0T（含）以下的 MR 设备上进行检查。2007 年前的外周动脉支架可能存在弱磁性，但通常认为在手术 6 周后也可以行 MRI 检查
	人工心脏瓣膜和瓣膜成形环	市面上几乎所有的人工心脏瓣膜和瓣膜成形环做 MRI 都是安全的，手术后任意时间都可在 3.0T（含）以下的 MR 扫描仪中进行检查。但由于不同厂家产品的差异性，还是应在 MRI 检查前对材料进行确认
	骨科植入物	骨科植入物（如钢板、钢针、螺钉以及各种人工关节等），这些植入物大多呈非铁磁性或少量弱磁性，由于在术中已被牢固地固定在骨骼、韧带或肌腱上，通常不会移动。但植入物可能会引入图像伪影，影响周围组织的观察。另外，也有发生热灼伤的风险
	MRI 引导下介入手术	手术所用器材应为非铁磁性器材
	输液港	输液港通常植入于胸部皮下，材料主要有合金、硅橡胶和塑料等，呈非铁磁性和弱磁性，进行 MRI 检查是安全的
	牙科植入物	许多牙科植入物（如种植牙、固定的假牙和烤瓷牙等）含有金属和合金，有些甚至呈现铁磁性。由于种植牙已牢固地固定在牙槽骨上或黏合在相应的连接物上，具有很高的强度，通常在 3.0T（含）以下场强的 MRI 设备中不会发生移动和变形。但牙科植入物所在的部位可能会出现一些伪影
	金属宫内节育器	目前尚未发现宫内节育器在 3.0T（含）以下 MRI 检查中引起明显不良反应，但可能产生伪影，影响图像质量
	乳腺植入物	乳腺整形手术和隆胸所用的植入物大多为非铁磁性物质，这些患者行 MRI 检查是安全的，但少数整形用的配件可能带有金属，应予以注意

续表

MRI 检查安全性	类别	详情
有条件的安全	人工耳蜗	MRI 扫描可能会使人工耳蜗磁极发生翻转，需要通过有创手术方法进行复位，建议充分评估 MRI 检查的风险 – 获益比后再行扫描。人工耳蜗在 MRI 扫描中虽有产热的风险，但在 1.5T（含）以下的磁场环境中还是比较安全的。但植入物可能会引入图像伪影，影响周围组织的观察。另外，也有发生热灼伤的风险
	动脉瘤夹	强铁磁性材料的动脉瘤夹禁止用于 MRI 检查；非铁磁性或弱铁磁性材料的动脉瘤夹可用于 1.5T（含）以下的 MRI 检查。如不清楚受检者颅内是否有动脉瘤夹，应先进行 X 线平片检查，或查看近期相关影像检查结果判断
不安全	心脏起搏器 可植入式心律转复除颤器 植入式心血管监测仪 植入式循环记录仪	目前临床上应用的绝大多数心脏植入式电子设备都不能与 MRI 兼容，因而不能用于磁共振检查
	胰岛素泵	进入 MRI 检查室时应移除胰岛素泵，因为强磁场可能会破坏胰岛素泵功能
	眼内植入物	磁性眼内植入物，有可能在强磁场中发生移位，这类患者不宜进行 MRI 检查

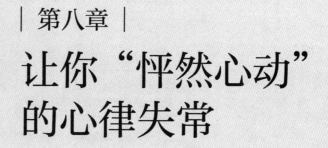

| 第八章 |

让你"怦然心动"
的心律失常

1 不寻常的"心动"——心房颤动

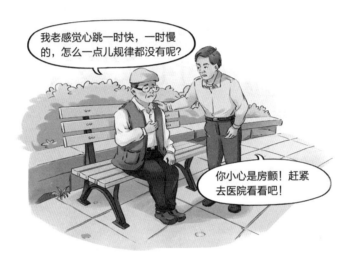

心房颤动的常见症状

你是否有时感到胸口砰砰跳；你是否有脉搏强弱不一，有时感觉漏跳一下；你是否在用力时感觉气短；你是否感觉容易疲劳，运动量下降；你是否感觉到胸闷或者胸痛；你是否出现过眩晕甚至昏倒。

如果你出现过以上某个情况，建议你到医院进行检查，排除一种常见的心律失常——心房颤动，简称"房颤"。

房颤究竟是什么呢？在正常情况下，心跳是由一个来自于右心房叫"窦房结"的"总司令"发出指令，沿路下达到整个心脏的各级"部队"执行"指定任务"，从而完成一次完整的心跳。但是，如果"总司令"下达的命令异常，或者下面的"部队"各自为政、不听指挥，就会出现心律失常。房颤是临床最常见的心律失常之一。

房颤的患病率随着年龄增加而升高，60 岁以下人群中患病率约为 1%，而 80 岁以上人群中患病率则高达 7.5%。房颤患者的常见症状有心悸、气短、头晕，严重的会出现晕厥，也有部分房颤发作时没有症状，数心跳、摸脉搏可以帮助早点发现房颤迹象，患者常常这样描述心跳："有时快，有时慢，一点规律都没有"。

你可能会问："没有症状的房颤是不是就没有危害？"当然不是！无论有无症状，房颤都有危害。房颤时，心跳可达 100 ~ 160 次 /min，不仅快，而且完全不规则，心房可能来不及收缩就要舒张，血液容易淤滞在心房里，血液不流动容易凝固形成血栓，若血栓脱落，就会有脑卒中（俗称"脑中风"）的风险。房颤可使脑卒中风险增加 5 倍。而且，心脏经常快速跳动，容易"过劳"，导致心力衰竭，房颤可使心衰风险增加 3 倍。另外，房颤还会增加痴呆和死亡的风险。

哪些人群容易发生房颤呢？研究发现，房颤的临床危险因素有：老年、高血压、糖尿病、心肌梗死、心脏瓣膜疾病、心力衰竭、肥胖、睡眠呼吸暂停、心胸外科手术、吸烟、饮酒、甲亢，等等。健康的生活方式可以预防房颤的发生。积极治疗高血压、糖尿病，戒烟戒酒，减轻体重，有睡眠呼吸暂停综合征的患者接受面罩呼吸机治疗等，可很大程度上预防房颤的发生。

健哥说

心房颤动，简称"房颤"，是一种常见的心律失常，其发生率随着年龄增加而上升，对患者具有严重危害，是导致脑卒中的重要原因，还会增加心衰、痴呆和死亡等风险。出现脉搏强弱不一或者漏跳，感觉疲乏、气短或者胸痛，这些是房颤最常见的信号，如果你或者身边的人出现这些信号，建议及时就医进行检查。

你需要知道的是，有一种"怦然心动"，不是因为遇见了男神 / 女神，而是由于心房颤动。

2 心房颤动为何需要抗凝

有患者问"为什么得了房颤需要服用抗凝药呢",这是一个很重要的问题,本篇来详细聊聊。

房颤患者使用抗凝药,是为了预防房颤最大的危害——脑卒中。本篇将从数据的角度详细说说房颤和脑卒中的关系到底有多密切。研究显示,房颤患者患脑缺血的风险是非房颤患者的 4 ~ 5 倍。有近 2 成的脑卒中事件是由房颤引起的。房颤患者每年脑卒中发生风险约为 3% ~ 4%。房颤导致的脑卒中残疾、复发和死亡的风险都较高。

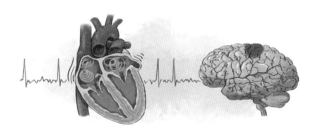

心房颤动与脑卒中

了解了房颤和脑卒中的关系,再来看看抗凝治疗。华法林就是抗凝治疗的药物之一,另外,还有一些新型的口服抗凝药物,他们可以预防血栓形成,并防止已形成的血栓伸延和扩大,起到预防血栓事件的作用。研究显示,应用华法林进行有效的抗凝治疗[维持国际标准化比值(INR)2 ~ 3],与安慰剂相比,脑卒中风险降低64%。

需要注意的是,并不是所有的房颤患者都需要抗凝治疗。当房颤患者存在卒中高危风险时应该采取抗凝治疗，但是，房颤患者的卒中风险是连续和不断变化的，因此，需要定期进行评估。目前，临床上使用较多的评估方法是采用 CHA_2DS_2-VASc 评分系统，男性房颤患者评分 ≥ 1 分，女性房颤患者 ≥ 2 分时，推荐口服抗凝药物治疗。

非瓣膜病心房颤动卒中危险 CHA_2DS_2-VASc 积分

危险因素	积分
充血性心力衰竭 / 左心室功能障碍（C）	1
高血压（H）	1
年龄 ≥ 75 岁（A）	2
糖尿病（D）	1
脑卒中 /TIA/ 血栓栓塞病史（S）	2
血管疾病（V）	1
年龄 65 ~ 74 岁（A）	1
性别（女性）（Sc）	1
总积分	9

注：TIA，短暂性脑缺血发作

　　但是，我国房颤抗凝治疗的现状非常不乐观，大约 7 成的高危房颤患者并没有接受抗凝治疗。有些患者担心口服抗凝药会造成出血，实际上，医生推荐抗凝治疗前会对你进行出血风险的评估，目前常用的是 HAS-BLED 评分系统，评分 ≤ 2 分为出血低风险者，评分 ≥ 3 分时提示出血风险增高。但出血风险增高并不是抗凝治疗的禁忌证，而是提示应当积极纠正可以纠正的危险因素，如控制血压、戒酒等等以减少出血风险。研究发现，出血风险增高者往往也有很高的卒中风险，这些患者接受抗凝治疗的临床净获益可能会更大。

HAS-BLED评分

临床特点	计分
高血压（H） • 收缩压>160mmHg	1
肝肾功能异常（各1分）（A） • 慢性肝病（如肝纤维化）或胆红素>2倍正常上限，或丙氨酸氨基转移酶>3倍正常上限 • 慢性透析或肾移植或血清肌酐≥200μmol/L	1或2
脑卒中（S）	1
出血（B） • 既往出血史和/或出血倾向	1
国际标准化比值（INR）易波动（L） • INR不稳定，在治疗窗内的时间<60%	1
老年（如年龄>65）（E）	1
药物或嗜酒（各1分）（D） • 药物为合并应用抗血小板药物或非甾类抗炎药	1或2
合计	9

健哥说 房颤的主要危害是引起脑卒中所带来的高致残率和高致死率，而抗凝是预防卒中最有效的治疗方式，是否需要抗凝治疗应进行卒中风险评估和出血风险评估，卒中高危的房颤患者应接受抗凝治疗，如若出血风险增高，应积极纠正危险因素，避免出血不良反应。

3 射频手术能根治房颤吗

截至2010年，全球房颤患者估计约有3350万人。研究显示，房颤导致女性死亡率增加2倍、男性死亡率增加1.5倍。因此，房颤的治疗逐渐受到重视。不少房颤患者被建议接受射频消融术，有些患者问我："房颤做了射频手术就能根治吗？"其实，房颤治疗并没有那么简单，本篇就来说一说。

房颤的治疗策略包括预防卒中和控制心律两大类，其中，与预防卒中相关的治疗主要是抗凝治疗，以及新近热门的左心耳封堵术。抗凝治疗在前面已有详细叙述，而左心耳封堵术主要是用于卒中高危，且不能长期抗凝的房颤患者，是预防血栓栓塞的介入手术。

下面重点讲讲房颤的射频消融术，这种手术是将带有电极的导管，送入心脏内的特定部位，通过释放射频电流使导管头端的电极产生一定温度（通常为45～60℃），导致心脏内部局部心肌发生坏死，从而阻断异常的电活动，恢复心脏正常的窦性心律，保证心脏规律地收缩和舒张。

射频消融术属于微创性介入治疗，损伤小，能够改善房颤患者的心脏功能和生活质量；但是，射频消融术能否减少脑卒中、痴呆和死亡率仍有待进一步研究。所以，即使在射频消融术成功后，卒中高危的房颤患者仍然需要进行抗凝治疗。

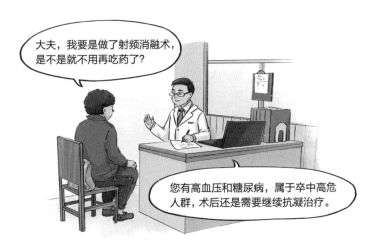

射频消融术是房颤治疗方式之一

另外，射频消融术有一定的复发概率，复发概率高低与房颤的类型和患病时间相关。有研究显示，射频消融术后 12 个月，持续性房颤患者（房颤持续时间达到 7 天至 1 年）中仅 65.3% 恢复了窦性心律。虽然这个比例明显高于只接受药物治疗的患者，但随着病情越严重，恢复正常心律的概率就越小。当然，如果符合手术适应证，房颤患者可以择期再做射频消融术。

健哥说

射频消融术只是房颤治疗中的一种方式，只有符合射频消融术适应证的患者才能考虑接受手术，而且术后仍然存在房颤复发的概率，另外，对于存在卒中高危风险的患者，即使术后恢复了窦性心律，仍然需要接受抗凝治疗。

4 华法林的使用——平衡的艺术

前面谈到华法林能有效地预防血栓，但是，在我国的使用率却非常低。很多应该服用华法林的患者却没有用药，其原因，一方面是病情隐匿，不好诊断；另一方面是由于服用华法林需要注意的事项比较多，导致不少患者不能坚持用药。

我们先来说说抗凝这件事。

血栓其实就是血凝块。在人体血液里，凝血和抗凝是一个动态的平衡。正常情况下，人体的血液是液态的，流动顺畅，但是，有外伤时，要让伤口止血，就需要血液里的特殊成分血小板和凝血因子的共同作用来形成凝血块堵住伤口。

凝血是一个十分复杂的过程，这个过程由一系列环环相扣的反应构成，常被形象地称为"凝血瀑布"。凝血因子在其中起到关键的媒介作用，人体一共有 14 种凝血因子，其中不少凝血因子需要维生素 K 的参与才能形成和活化。而只要几毫克的华法林就可以抑制维生素 K 的循环利用，从而阻断了"凝血瀑布"中的几个环节，使血液不容易凝固。从某种程度上说，华法林阻止了凝血，但同时又会带来出血风险。

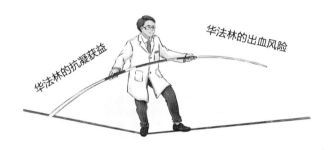

平衡凝血和出血

服用华法林，就需要使凝血和出血达到一个平衡，这样用药才是安全的。要掌握这个平衡点，应注意以下三个方面。

首先 华法林的治疗剂量需要很精确。如果剂量用少了点，就达不到预期的抗凝效果，而剂量大了点则会增加出血的风险。因此，服用华法林需要经常调整剂量，患者应该按照医生医嘱的剂量准确地服用。

其次 华法林易受饮食和其他药物的影响。不少食物可减弱或抵消华法林作用，如菠菜、芥菜等等；不少药物甚至保健品也会影响到华法林的药效。所以，服用华法林时需要注意与其他药物或食物的相互作用。最好保持每天相似的饮食习惯；在服用其他药物前，要告诉医生或药师你正在服用华法林。

最后 ● 服用华法林需要定期监测指标。医生根据什么指标来调整华法林的剂量呢？答案是抽血检测一项凝血指标——"国际标准化比值（INR）"，华法林最佳的抗凝强度是 INR 值在 2 ～ 3 的时候。在开始服用华法林时，需要频繁监测；在华法林疗效平稳后，仍需要定期监测。

在日常生活中，服用华法林的患者还要注意以下几点：当意外受伤或者有伤口一直流血时（超过 20 分钟），以及出现严重出血或严重凝血的迹象，请立即寻求紧急救助，尽快就医；就诊时，告诉所有接诊的医生，特别是牙科医生"我正在服用华法林"；佩戴一个医学手环或在钱包里放一张卡片，标明你正在服用华法林；避免中断服药，请及时补充华法林的储备。

健哥说 虽然服用华法林有诸多注意事项，但是它的疗效显著、价格低廉，仍然有不可比拟的优势，不可因噎废食。了解了华法林的特殊性，应该因势利导，按医嘱服药、注意饮食和其他药物的相互作用、定期抽血监测，如发现问题，尽快联系医生解决。

有人说，服用华法林，如同"钢丝上的舞蹈"，我很赞同这个说法，这是一种平衡的艺术，需要患者和医生共同来演绎。

📑 **延展阅读**

服用华法林期间，哪些事情应该避免？
- 不要为了弥补漏服的剂量，而服用 2 倍的华法林剂量。如果漏服超过 1 剂的量，请联系你的医生。

- 不要擅自改变华法林剂量。
- 假如怀孕了或者可能怀孕，请不要口服华法林，华法林对胎儿有不良影响。
- 在告诉医生或药师之前，请不要自行服用任何药物（包括处方药、非处方药、中药、天然药物和营养补给品）。
- 饮食习惯不要做明显的改变，尤其是在摄入绿叶蔬菜方面。
- 不要大量饮酒。
- 不要参加有可能引起外伤的活动或运动。

发生以下情况时，请联系医生或 120 急救中心：

- 大便有血（鲜血或黑便、柏油样大便）。
- 小便带血（小便变红、粉红或深棕色）。
- 咯血或呕血（呕吐物像咖啡渣样）。
- 伤口流血不止（超过 20 分钟）。
- 跌打损伤。
- 服用华法林不久，突然出现脚趾头变黑或变暗。
- 身上出现大的瘀斑，总不消失并且扩大。
- 发生自发性的出血，或者大的伤口或创伤。

5 早搏是病吗

这天一到门诊就有位患者急匆匆地进来，焦虑地问我："刘大夫，我体检查出来早搏，怎么办？我有时会感觉心脏漏跳一拍，然后再砰砰砰乱跳，

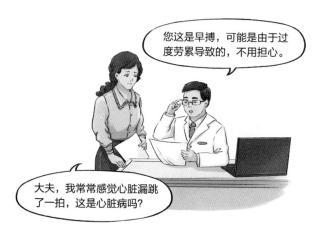

您这是早搏，可能是由于过度劳累导致的，不用担心。

大夫，我常常感觉心脏漏跳了一拍，这是心脏病吗？

早搏不一定是病

是不是得了心脏病？"我立即看了看她的心电图，然后安慰她："你这早搏属于室上性早搏，大多是良性的……。"

我们的心脏在一刻不停地跳动，这种跳动并不是随意的，心脏的每一下跳动都源自心脏窦房结的号令，它每隔一定的时间（约 0.6 ~ 1.2 秒）就发出一次电信号，传导到心脏其他部位，引起心肌的收缩。倘若窦房结没有按规律发出信号，或者其他部位的"信号员""抢跑"了，就会引起早搏。如果"抢跑"的部位在心室，这就是室性早搏；如果"抢跑"的部位在心房或者心房和心室交界处，统称为室上性早搏。

无论是室性早搏还是室上性早搏，都有可能是良性的，俗话说"人有失手，马有失蹄"，即使是正常的心脏也有可能发生早搏。研究发现，有40% ~ 75% 的普通人出现过室性早搏，而且，随着年龄增大，早搏发生概率会更高。

一般来说，精神紧张、过度劳累、大量抽烟饮酒或咖啡摄入等情况，容易引发良性的早搏。如果早搏偶然发作，没有基础心血管疾病，而且，检查确认没有其他疾病，则不必过度紧张，调整生活状态后大多会自行消失。

若早搏发生过于频繁，时常感觉到心慌、胸闷，或者本身就有基础疾病，就需要特别注意了。因为像冠心病、心肌病、心脏瓣膜病等疾病，洋地黄、奎尼丁等药物中毒以及电解质紊乱（低钾血症、低镁血症）等情况也可诱发早搏。这时，应该到医院就诊，医生将根据心电图和其他检查结果给出进一步的治疗建议。

健哥说

如果出现早搏，请你注意以下三点：

1．调整心态。因为抑郁、焦虑、纠结的心情会诱发心律失常，保持开朗、乐观、镇定的心态是配合治疗、早日康复的基础。

2．及时检查。身体检查可判断是否存在心血管疾病，如果存在，应积极处理基础疾病；如果没有，也要遵循医嘱，定期体检。

3．若在规律作息、平衡饮食、适量运动之后，仍然早搏频繁，应遵医嘱进行药物治疗。

以上建议，希望能帮助你轻松应对早搏。

6 心电图报告"房室传导阻滞"严重吗

前几天出门诊，有位患者拿着心电图报告单急匆匆地来问我："刘大夫，这心电图上写的'房室传导阻滞'是什么意思啊？这病严重吗？"在临床上，房室传导阻滞很常见，既可能出现在健康人的心电图上，也可能出现在某些急性心脏病或者严重心律失常患者的心电图上，那怎么区分呢？下面给大家介绍一下。

什么是"房室传导阻滞"呢? 上一篇我们提到, 心跳依赖右心房的窦房结发出电信号, 从窦房结发出的信号先传到心房, 引起心房收缩, 接着, 电信号会传到心房和心室交界的地方, 我们叫它房室结, 然后电信号就从房室结沿着传导系统传到心室, 引起心室收缩。从整体来看, 是心房先收缩, 然后心室再收缩, 这样, 心脏就完成了一次搏动。我们的心电图记录的就是这个电信号传导的过程。当心房和心室之间的传导"电路"出现问题, 心室没获得心房下达的命令, 就可能发生传导延迟或者中断的现象, 这时, 就发生了"房室传导阻滞"。

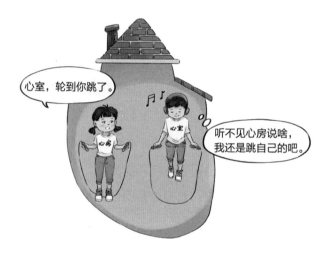

房室传导阻滞

"房室传导阻滞"是常见的心律失常类型, 临床上按照房室传导阻滞的严重程度分为三度。

一度房室传导阻滞

这时只是电路的传导变慢了, 心室接收电信号的时间延长了, 但电路还是通的。一度房室传导阻滞有可能是先天性的, 也可见于健康人群, 这些人一般没有症状, 不会产生严重的危害。

二度房室传导阻滞

这时电路传导速度越来越慢，有时候能接通，有时候接不通，也就是说心房收缩之后不一定紧接着心室收缩了。从症状上来看，轻度的二度房室传导阻滞不一定有症状，严重时可能出现心慌、头晕、乏力，活动后气促的症状。

三度房室传导阻滞

指电路传导完全中断了，心房和心室之间完全失去联系，各自为政，无法有效泵血。这时心脏功能也会受到严重影响，患者会出现心慌、头晕、疲倦，甚至晕厥、猝死。

在心电图报告中，会列出房室传导阻滞的严重程度。如果你拿到的心电图报告有一度或者二度房室传导阻滞，但是没有症状，也没有其他急性心脏病，如心肌炎、风湿性心脏病等等，一般不需要治疗，只要定期复查即可。若是你有症状，医生会根据你的病情给予药物或者植入心脏起搏器等对症治疗。

健哥说

房室传导阻滞是常见的心律失常，根据严重程度分为三度，一度房室传导阻滞和部分二度房室传导阻滞病情比较轻，可能没有症状，也可能出现在健康人，密切观察即可；若有症状，则需要服用药物治疗；而严重的二度房室传导阻滞和三度房室传导阻滞患者需要在医生指导下，根据个体情况应该植入心脏起搏器治疗。

7 起搏器，该不该安装

张阿姨今年 68 岁了，近半年来，她常常觉得没有力气，上楼梯、走路快时就觉得胸闷、喘不上气来，有时还会有头晕、眼前发黑的情况。张阿姨觉得是自己上了年纪，体力下降了，也没有太放在心上，直到有一天她在散步时再次出现头晕，眼前一黑就摔倒了。幸好

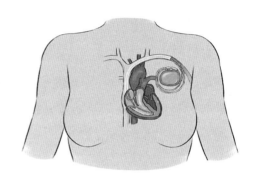

心脏起搏器

没有摔伤，到医院一检查，才发现问题出在心脏上——她的心跳太慢了。

张阿姨很想了解自己的身体情况，当她得知自己心率平均每分钟只有 45 次时，她问："为什么心跳慢会头晕，眼前发黑呢？"

大家知道，心脏跳动的主要任务就是把来自身体各处缺乏氧气的静脉血回收，再把富含氧气的动脉血泵入大血管，以供全身之需。但是，当心跳过慢时，心脏泵血能力就会下降，导致全身血液供应不足，进而引发各种症状，如胸闷、气短、头晕、眼花、乏力、记忆力减退，甚至黑矇。

根据张阿姨的病情和身体状况，我们建议她安装人工心脏起搏器。张阿姨很犹豫，反复地问："心脏起搏器对我的病有用吗，我必须安装心脏起搏器吗？"

要说起搏器的作用，就要先了解心脏是如何跳动的。前面反复提到，心脏的跳动是依靠它的"电路系统"来触发完成的，而这个"电路系统"的

"总开关"就是位于右心房的"窦房结"，从"窦房结"发出的指令下传到房室结这个"中转站"，然后再传到心室。

心跳过慢的原因有两种。

一 ● **"总开关"出问题**
也就是"窦房结功能障碍"。

二 ● **"电路"出了问题**
指令不能正常往下传导，这类问题总称为"房室传导阻滞"。

一般来说，窦房结功能障碍并伴有乏力、气短或晕厥等症状的患者，以及较严重的房室传导阻滞（如完全性房室传导阻滞）的患者，如果经医生评估，疾病严重威胁患者生命安全，是需要植入人工心脏起搏器的。

而人工心脏起搏器是由起搏导线和脉冲发射器这两个部分组成的，脉冲发射器埋在胸部皮肤下，就像一个小电脑，通过起搏导线与心脏相连，能感知心脏的跳动。如果感知到心脏跳的太慢，"小电脑"就会发放电流，刺激心肌使其收缩，完成心脏跳动，就像是给心脏接一条新的"电路"来供电一样。需要注意的是，现代医疗技术都有局限性，技术并不能百分之百解决疾病的问题。

健哥说

张阿姨的头晕、眼前发黑的原因是心脏的"电路系统"出现了问题而导致心跳过慢，需要及时就医，在医生指导下进行治疗。

8 安装了起搏器，有哪些注意事项

上一篇我们说到，张阿姨知道自己应该安装人工心脏起搏器，但是，对心脏起搏器植入术仍然有些担心，本篇来解答她的诸多疑问。

植入心脏起搏器后对日常生活是否有影响呢？

简单回答，确实存在一些影响，但是，这些影响是可以克服和避免的。

首先，起搏器植入术后，局部伤口需要沙袋压迫止血 4 ~ 6 小时，避免手术部位出血，以减少后续的感染风险。起搏器植入后 1 ~ 2 周内，患者最好不要抬高手术侧上肢；1 ~ 2 个月内需避免该侧上肢剧烈活动或提重物。但是，其余日常活动是可以正常进行的。

其次，在安装起搏器后，需要避开强磁场（比如雷达天线、广播电视发射天线的限制区域、大型电机、高压电力传输线等），以及机场或车站安检手持式扫描仪，避免使用电磁炉、治疗仪等发出强电磁波的电器。

而像日常吹风机、微波炉、洗衣机、电视机则无影响。经过超市、车站的探测器时应快速通过，起搏器工作状态是不受影响的。

患者需要随身携带《起搏器信息卡》，这样在机场或车站安检时出示后可顺利通过，以免起搏器金属外壳引起检测器报警，造成不必要的麻烦。患者可以正常接打电话，但要避免将手机长时间放置在起搏器附近区域。

心脏起搏器日常注意事项

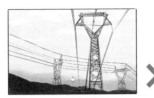

1. 应避免靠近强大磁场，如高压电、
手持式安检扫描仪等。

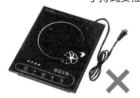

2. 应避免使用能发出电磁波
的电器，如电磁炉等。

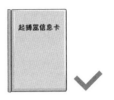

3. 外出或旅行时要携带《起搏器信息卡》，
在通过机场或车站安检时应出示。

心脏起搏器安装后的注意事项

> 心脏起搏器的寿命有多长呢，我们该如何维护起搏器呢？

心脏起搏器的使用寿命，依据种类、模式、起搏工作的比例等情况，存在较大差异。一般情况下，普通的双腔起搏器电池电量可以维持正常工作超过 6 ~ 8 年；单腔起搏器可以工作 8 ~ 10 年，相信随着技术的不断迭代，起搏器的使用寿命也会更长。

安装了起搏器的患者，自行监测脉搏和定期到医院复查非常必要。出院前，医生一定会告知你起搏器设定的频率是多少，培训你如何自测脉搏，如果你忘记了，可以电话咨询相关医务人员。定期到医院复查的主要目的是评定起搏器的工作状态，以及了解电池的剩余电量，以便及时发现问题、解决问题。

建议患者应在植入起搏器后 1 ~ 3 个月内随访 1 次，然后，每 6 ~ 12

个月随访 1 次。当起搏器电池快耗竭时，需要每 3 ~ 6 个月随访 1 次。

　　如果起搏器的电池即将没电，就需要进行手术更换，一般来说，起搏导线的使用寿命比较长，可以达到一二十年。如果起搏导线的功能没问题，就不用更换，只需要更换脉冲发射器，重新连接起搏导线就行了。

健哥说

　　植入心脏起搏器会给患者的生活带来些许影响，患者要避免靠近强大磁场，避免使用能发出电磁波的电器；患者外出或旅行时，要携带《起搏器信息卡》，以便在通过机场或车站安检时出示。

　　心脏起搏器的电池预计寿命为 6 ~ 10 年，但是，实际寿命与起搏器的类型、模式，以及患者的病情密切相关。当你植入心脏起搏器后，医生会要求你按时到医院复查，以便了解起搏器的工作状态，及时发现和解决问题。

深阅读

聊聊心电图的那些事儿

　　心电图，是心内科最常用的检查手段。你应该听说过"心电感应"这个词，虽然不知道"心电感应"是不是真的，但是，"心肌细胞的电活动"是真实存在的！我们的心跳，是由一个叫"窦房结"的组织结构控制，它就像一台发电机，以固定的频率发出电脉冲，通过心电传导、刺激引起肌肉收缩，从而形成心跳。健康成人静息状态下心跳每分钟 60 ~ 100 次。心电图，就是通过皮肤上的电极来记录心脏的电活动。

进行心电图检查，需要患者平躺，露出前胸、手腕和脚腕。医生把 6 个小球——也就是电极，吸附在胸前皮肤上，然后，在手腕和脚腕夹上另外 4 个电极片。心电图检查既方便又快捷，2～3 分钟就可以完成。

通过心电图，医生可以看出心跳的速率和节律，这两个"lǜ"可不一样，一个是频率，也就是每分钟跳几下；另一个是规律，指的是心跳的间隔是否匀齐。我们常听说的"心律不齐"是指心跳不规律。

根据心电图，还可以知道是否存在心肌缺血或者心肌梗死。所以，心电图是诊断心血管疾病或者健康查体的常规检查。

有些患者跟我说，心电图结论上的字都能看懂，但就是不明白是什么意思，究竟是正常，还是不正常？如果结论上写着"窦性心律"，指的是窦房结起源的心律，也就是正常的心律。如果标着房性或室性心律，那就是异常的心律；如果是心动过缓或者心动过速，这是指心跳的速度不正常。上述情况都应该去心内科就诊。

另外，要提醒大家去做心电图时的一些注意事项。

检查前，应该先坐着或者躺着休息 5 分钟，刚跑完步，或者刚爬完楼都不要急着做心电图。当然，如果医生为了观察运动后能否诱发心肌缺血，会让患者活动后马上做检查。检查时要露出前胸，女性患者检查时尽量不要穿连衣裙。洋地黄、奎尼丁等药物会影响心电图的检查结果，如果你正在服用这些药物，要记得在检查前告诉医生。检查心电图不会有其他不适，因此，不用紧张，尽量放松，不要说话，安静地平躺接受检查即可。

本篇给你介绍了一个既便捷又廉价的检查手段——心电图。这也是心血管疾病的重要检查，可以帮助医生判断心律失常、心肌缺血等病情。"窦性心律"是正常的心电图表现，而其他部位起源的心律是异常的心律。同时，心跳的速率既不能过慢，也不能过快。为了使检查结果更准确，检查前应该平静 5 分钟。

华法林：从老鼠药到抗凝药的华丽变身

自从发现血栓形成的危害以来，人类与血栓的"战争"就从未停止过。在人类发明的抗血栓药物中，除了前面提到的阿司匹林这类抗血小板药物，还有一类，称为抗凝药物。其中，华法林，是抗凝药物中历史最悠久，应用最广泛，也是服药注意事项最多的常用药物。

华法林的身世很有趣，你可能不知道，华法林在成为抗凝药之前，竟然是一种畅销的"老鼠药"。

1921 年，加拿大兽医病理学家弗兰克·斯科菲尔德发现，农场发霉腐败的牧草，会造成牲畜的凝血功能障碍。在进一步的研究下，美国化学家卡尔·保罗·林克在 1940 年从这些发霉的牧草中分离出具有抗凝血作用的双香豆素。

按理说，如果当时双香豆素用于人体抗凝，那可是个划时代的进步。因为，当时使用的抗凝药物是只能静脉注射的肝素，而双香豆素可以口服，对于需要长期抗凝的患者来说，无疑是天大的喜事。

但是，当时双香豆素并未用于人体口服抗凝，因为医生们觉得这种物质应用到人身上可能会产生巨大的毒性，而且，谁都不愿意冒险成为第一个临床试用者。

那个年代，大家更愿意把双香豆素用作"老鼠药"。为了让老鼠药的药效更强，林克对双香豆素进行了结构改造，并在 1948 年得到了一种更强效的抗凝物质，这就是华法林。

当时，老鼠药如何长期有效是个难题，老鼠生性警惕，发现同类吃过某种东西后立刻死掉，其他老鼠就不会再碰这种食物，但华法林并不会让老鼠立刻死亡，这很好地解决了老鼠药长期有效的问题。此后的若干年，华法林一直是最畅销的老鼠药。

就像中国的敌敌畏，美国的老鼠药也是人自杀的常用方式。1951年，一位失意的美国大兵吃下华法林企图自杀，被送到医院后，经过维生素 K 治疗竟然完全康复了。这个意外事件让科学家们发现，这种老鼠药用在人身上还挺安全的。于是，人们开始研究将华法林开发成抗凝药物。1954 年，华法林被正式批准用于人体。从此，抗凝药物的历史翻开了崭新的篇章。

华法林作为临床药物以来，成为疾病预防血栓的首选药物，如深静脉血栓、肺栓塞、心房颤动、瓣膜病、人工瓣膜置换术等等。华法林预防血栓的效果也很好，研究显示，华法林可使房颤患者发生卒中和死亡的风险大大降低。

目前，全球有数百万患者在使用华法林，但是，华法林在中国的使用率非常低，在房颤患者中不超过 10%，这可能与华法林使用的特殊性有关系。

最后，我们再回顾一下华法林的传奇历程，从牲畜的凝血障碍，到灭鼠强药，再到与人类血栓性疾病斗争的口服抗凝药，华法林似乎经历了一个华丽的转身，这个过程同时也是医学科学不断曲折前进的过程，不丧失伦理底线，不放过一丝线索，这才是科学研究的精神所在。

感冒背后的致命幽灵

感冒应该是最常见的疾病了，有数据显示，成人每年感冒平均2 ~ 6 次，儿童平均 6 ~ 8 次。但是，你知道吗？在感冒的背后可能还隐藏着一个致命的幽灵——暴发性心肌炎。

患者小陈刚满 27 岁，在北京做快递员，工作非常辛苦。两周前，着凉后出现打喷嚏、流鼻涕、鼻塞等感冒的症状，也正好赶上"双十一"，活儿太多，小陈仗着自己年轻力壮，没把这感冒当回事，连药都没吃。3天后，他开始发烧，并逐渐感到胸闷、憋气，上下楼梯都费劲，随后，才在同事劝说下到了医院。

但是，病情急转直下，小陈从急诊室转到心内科的时候，已经变得辗转反侧，烦躁不安，问话不愿意回答，面色苍白，浑身湿冷，而且，脉搏已经摸不到，血压也测不到，这是休克的表现！

我们马上进行抢救，这时心电监测提示突发心室颤动，这是一种致命的恶性心律失常，马上电除颤予以纠正。床旁超声心动图检查提示心脏已经有些扩大，心脏功能明显降低。急诊室来电话说，刚刚检查的代表心肌细胞坏死的心肌损伤标记物升高了几百倍！这时候，"暴发性心肌炎"的诊断已经初步形成。经过3天3夜的全力救治，小陈的病情终于稳定了下来，现在已经转到普通病房进行康复治疗了。

你肯定要问，不就是个感冒吗？怎么会这么严重呢？暴发性心肌炎到底是什么病？暴发性心肌炎确实是心肌炎最严重的类型，多数是由于感冒病毒或肠道病毒引起的心肌细胞炎性损伤，导致心脏功能受损。该病发病率不高，但是，起病急骤，病情进展极为迅速，早期病死率很高。

下面这段话有些烧脑！暴发性心肌炎多伴随着感冒，在冬春季发病，多见于既往身体健康的青壮年。这是因为病毒不能自己分裂增殖，而是需要入侵到其他的细胞内进行复制和扩张。当病毒入侵心肌细胞后，除了会直接造成心肌细胞损伤，机体的免疫系统还会把带病的心肌细胞识别为外来抗原，从而进行攻击造成更严重的损伤。

研究还发现，感染病毒后仍持续紧张、过度劳累、从事重体力劳动与剧烈运动，发生病毒性心肌炎的风险会更大。青壮年免疫系统更强，感染后不注意休息，这就是他们患病概率大的原因。

那么，要怎样从普通感冒过程中识别出暴发性心肌炎呢？欧洲的一项调查显示，7成以上暴发性心肌炎患者出现呼吸困难，3成患者发生胸痛，还有2成患者出现心悸。所以，若在感冒后出现气短、呼吸困难、胸闷、胸痛或心悸等症状，应该第一时间到医院就诊。

有些感冒患者就诊，除了查血常规之外，医生还可能让你做心电图和心肌损伤标记物检查，这也是为了及时发现心肌炎，避免延误治疗。

健哥说

感冒病毒和肠道病毒可能会引起暴发性心肌炎，这是一个发生概率不算高，但病情非常严重的并发症。感冒时出现气短、呼吸困难、胸闷、胸痛或心悸等症状，应该到医院检查确诊。对于暴发性心肌炎来说，预防重于治疗，首先应预防感冒病毒感染，一旦感冒后，要注意充分休息，避免过度疲劳。

感冒很常见，也常常很快能治愈，但我们也要警惕可能的并发症，古人云：小心驶得万年船。

心跳慢说明身体好，对吗

大家都知道，健康成年人安静时的心率是60～100次/min。而有些运动员因为身体素质好，每分钟心跳可能都不到60次，所以，就会有"心跳越慢越好"的认知，那么，这个认知正确吗？

不知道你是否注意到，上文提及的60～100次/min的正常心率，前提是在"安静时"，在医学上称为"静息心率"。对于健康成年人来说，静息心率越低，心跳越少，每一次心跳心脏泵出的血液就会更多，不需要通过增加心跳的次数来为全身供给血液，这说明心脏功能更好。

有研究表明，在正常范围内健康人群的静息心率越低越好，若静息心率升高，会增加冠心病、心力衰竭患者的死亡风险。除了身体素质外，日常习惯也会影响静息心率，戒烟、限酒、减少浓茶、咖啡等摄入有助于降低静息心率。

那么，也许你要问，是否应该追求像运动员那样每分钟低于60次的心率呢？我的答案是否定的！运动员心率慢得益于长期锻炼，他们的心脏功能比常人更好，心率才会比较慢。

一般来说，如果你的心率比较慢，要是没有什么不舒服，就不需要在意；但如果心率长期低于 50 次 /min，就有可能因为心脏泵出的血液不足，导致身体缺血、缺氧而出现头晕、乏力等症状，此时建议你到医院检查一下。

再给你介绍一个有关心率的指标——最大心率，用公式表述的话，最大心率 =220-年龄。我们常说，健康成年人每周至少要进行150 分钟的中等强度的有氧运动，而中等强度的运动就意味着运动时的心率是最大心率的 60% ～ 70%。最大心率越大，说明心脏的储备功能越强大，身体状况越好。我们可以通过锻炼来提高自身的最大心率。

在高血压、冠心病或心力衰竭患者的治疗中，对他们的目标心率有明确要求，心率过快会影响血压水平，以及造成心肌耗氧量增加，加重患者心脏的负担。如果高血压患者的心率超过 80 次 /min，就需要使用药物来控制心率。对于已经确诊的冠心病患者，其目标心率则是 55 ～ 60 次 /min，所以，冠心病患者常常需要口服美托洛尔等药物来控制心率，减少心脏做功。

健哥说

"心跳越慢越好"这个说法不全面，对于健康成年人，在正常心率范围内，心跳越慢的确越好，而对于高血压、冠心病患者而言则不然；最大心率能够衡量心脏功能，其数值越大，意味着心脏功能越好。对于患有高血压、冠心病或心力衰竭等疾病的患者来说，应该将心率控制在目标值以内，这样有益于控制病情。

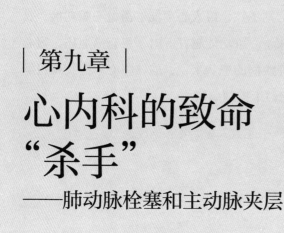

第九章

心内科的致命"杀手"

——肺动脉栓塞和主动脉夹层

1 这个"致命杀手"很神秘却不少见

老杨今年 74 岁，腿脚还算利索，前些天北京下雪，雪后地面结了冰。老杨在小区里遛弯，不小心摔了一跤，小腿骨折了。老杨住进医院，在骨科顺利地完成了手术。静养了几天之后，老杨本想在床上活动一下，却突然出现了呼吸困难、胸部疼痛，医生立刻给老杨做了肺动脉 CT 血管造影检查，确诊"急性肺栓塞"。还好医生给老杨做了及时、有效的处理和治疗，他这才躲过了一劫。

你也许会纳闷，老杨只是骨折，为什么"活动一下"就出现了生命危险呢？这先要从骨折之后的处理说起。正所谓"伤筋动骨一百天"，骨折后，患肢往往都要固定和制动，这样会导致局部的血液流动缓慢甚至停滞，很容易在血管内形成血栓；另外，骨折往往会伴有局部的血管损伤和出血，血管内皮不光滑也是血管内形成血栓的危险因素；此外，骨折也会增加骨髓中的脂肪组织进入血液的机会，脂肪组织在血液中容易形成脂肪栓塞，也会危及生命。

骨折后活动患肢，可能导致血管内形成的血栓或者脂肪栓子脱落，血栓顺着静脉血回流到右心房，进入右心室，随后被泵入肺动脉，由于肺部动脉血管较细，容易堵塞，导致肺动脉栓塞。全身回流的静脉血无法进入肺部进行氧气和二氧化碳的交换，导致患者出现急性呼吸困难，甚至呼吸衰竭，继而血液循环衰竭，最终发生猝死。

急性肺栓塞的临床表现复杂多变，常见呼吸困难、胸痛、咳血、晕厥等症状，很容易与其他心血管系统和呼吸系统疾病混淆而被误诊。2004 年，

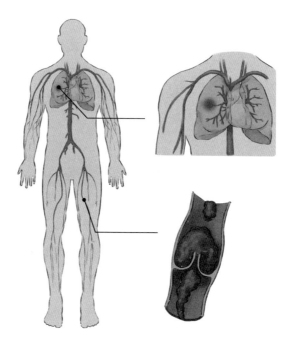

下肢静脉血栓脱落导致肺栓塞

欧洲一项大规模临床调查显示，6 个国家约有 37 万人死于静脉血栓栓塞症，其中，只有 7% 的患者在生前确诊为深静脉血栓；34% 的患者表现为急性肺栓塞，而近六成患者死于未确诊的急性肺栓塞。

急性肺栓塞的病死率很高，以往的数据显示，我国急性肺栓塞的住院病死率为 8.7%，可谓是个"致命杀手"。

那么，哪些是静脉血栓栓塞症的危险因素呢？又该如何预防呢？

静脉血栓栓塞症的危险因素，包括遗传性因素和获得性因素，前者是由于遗传变异引起，即人与人之间的血管结构、血液成分上细微的不同所带来的血栓风险升高，常以反复发生的动、静脉血栓形成为主要临床表现。后者则包括骨折、静脉血栓栓塞症病史、外科手术、创伤、心力衰竭、呼吸衰竭、急性脑梗死、急性感染性疾病、肾病综合征、下肢静脉曲张和恶性肿瘤等原因。

对于年龄大于 40 岁，卧床超过 3 天，合并一个或多个上述危险因素的患者，都是静脉血栓栓塞症的高危人群。若你属于高危人群，一定要意识到静脉血栓栓塞疾病可能带来的风险，注意加强活动，及时摄入水分，避免身体处于脱水状态，导致血液黏稠；在医生的评估和指导下，采取药物或者机械性预防措施。而降低其发生率的关键在于"早期识别高危因素，重视风险，寻求医生专业指导，及时进行预防"。

健哥说

肺栓塞是一种容易漏诊、误诊，但是，发病率不低，病死率较高的急、重症疾病。有时候从临床症状上很难识别，其发生与深静脉血栓形成有密切关系。识别高危因素，寻求专业指导，采取预防措施，可以显著降低因静脉血栓栓塞导致急性肺栓塞的风险。

2 穿"长筒袜"也能治病？是真的

上文说到，老杨骨折术后发生了"急性肺栓塞"，在采取及时、有效的治疗后，老杨的症状很快好转了。由于已经发作过肺栓塞，老杨属于"静脉血栓栓塞症"的高危患者，我们建议他出院后使用"分级加压弹力袜"和抗凝药物，来预防复发。

但是，老杨对此很不理解，"我这么个老头穿什么长筒袜呢？""再说了，穿长筒袜能治病吗？"本篇就来解释一下。

其实，老杨说的"长筒袜"并非我们平时见到的长筒袜，虽然外形相似，但是，这个是医用的"分级加压弹力袜"，简称"弹力袜"。弹力袜是使用特定材料和特殊编织方法制成的。它根据人体的生理特点，设计成自下而上分级加压的压力系统，通过腿部的压力梯度促进静脉血液回流，能有效预防静脉血栓形成或静脉曲张。

弹力袜属于静脉血栓栓塞症的机械性预防措施，这类措施还包括间歇充气加压装置和足底静脉泵等等，相对来说，弹力袜应用简便、无创、没有副作用，因此，在临床上使用比较多。

弹力袜有不同的长度，如到膝下的中筒袜，到大腿的长筒袜等等，应该根据病变的部位来进行选择。另外，还需要根据小腿的周径和腿部长度来选择大小尺寸。

选好了弹力袜，怎么穿也很讲究。

1. 一手伸进袜筒，捏住袜跟的部位，另一手把袜筒翻至袜跟。

2. 把绝大部分袜筒翻过来、展顺，以便脚能轻松地伸进袜头。

3. 拇指在内四指在外，协调把袜子拉向踝部，并把袜跟置于正确位置。

4. 把袜子腿部循序往回翻并向上拉，穿好后将袜子贴身抚平。

不包趾袜的穿法

首先，穿袜应在每日起床前进行，若已起床，则应重新卧床抬高下肢15分钟后再穿。穿袜时，应将弹力袜从上部卷至足趾，放入双手撑开弹力袜，尽量使足趾伸入袜卷，然后以拇指为引导，轻柔地向上拉起，经过足趾、脚踝、小腿到达相应部位，使弹力袜平整、无褶皱地穿戴在下肢上。

如遇穿戴困难，可适量使用滑石粉方便穿戴。脱袜时，手指协调抓紧弹力袜的内外侧，将弹力袜外翻，顺腿脱下。

建议患者日夜都穿着弹力袜（每天至少 18 小时）。在穿脱弹力袜时，要小心指甲划破袜子，若弹力袜出现破损，应及时更换。另外，弹力袜应避免频繁的清洗，清洗时使用温水（30℃左右），以及中性洗涤剂清洗，置于阴凉处阴干，不可拧干或甩干，以免缩短使用寿命。

当然，有些时候也不适合穿弹力袜，比如疑似或确诊外周动脉疾病，外周神经病变或其他原因引起的感觉障碍性疾病，心力衰竭或者穿着弹力袜后出现局部皮肤异常（如皮肤斑纹、水疱或者变色等），以及对弹力袜材质过敏等情况。

健哥说 "分级加压弹力袜"是预防肺栓塞的有效措施。弹力袜的选择、穿着和保养方法都有讲究。弹力袜虽然是袜子，也是一种治疗手段，大家应该听从并切实执行医生的治疗建议，才有可能从根本上预防肺栓塞的发生或者再发。

3 肺栓塞后没症状了，为什么还要吃抗凝药

除了属于机械预防措施的分级加压弹力袜，在肺栓塞的治疗和预防中，还有一个重要的角色，那就是抗凝治疗。

这次有疑问的还是骨折手术后发生肺栓塞的老杨，他说："现在已经没

有什么症状了，我都准备出院了，为什么还要吃 3 个月的抗凝药呢？抗凝治疗会不会增加出血的风险？"

首先要纠正一个错误的观念，是否需要治疗不能单纯看症状，老话说"要透过现象看本质"。老杨出现肺栓塞的根本原因是由于骨折导致血液高凝状态，同时卧床不能活动，导致血管内出现血栓。

其他导致血液高凝状态的危险因素还有外科手术、肾病综合征、妊娠，长期卧床等等。有这些危险因素的患者，即使肺栓塞的症状已经缓解，但是血液的高凝状态仍然存在。血液越黏稠，产生血栓，发生血栓脱落的风险也就越高。

由于血液黏稠这个本质原因持续存在，肺栓塞很容易复发。我国研究发现，急性肺栓塞患者 1 年、2 年和 5 年累计复发率分别为 4.5%、7.3% 和 13.9%，而且，存在肺栓塞中、高危风险的患者，复发风险更高，抗凝治疗则可显著降低复发风险。

因此，肺栓塞的治疗指南推荐，抗凝治疗的标准疗程为至少 3 个月。3 个月后，如果造成静脉血栓栓塞的危险因素持续存在，或者合并其他部位的深静脉血栓，而且经过医生评估，患者的出血风险较低，抗凝治疗可能会延长至 6 ~ 12 个月。而部分血液高凝的危险因素持续存在，血栓风险极高，出血风险较低的患者，甚至需要终身抗凝治疗。

你可能会问，怎样才算有高出血风险呢？一般认为，若患者有高龄、近期出血、肿瘤、肝肾功能不全、血小板减少、贫血等危险因素中的 2 个或以上，视为出血风险较高，需要较为慎重地考虑抗凝治疗方案。

医生在评估时，会同时评估出血风险与静脉血栓复发风险，如果复发风险超过出血风险，这时医生就会建议延长抗凝治疗时间。

预防肺栓塞复发，除了遵照医嘱进行机械预防和药物预防之外，最基本的做法是调整生活方式，比如，尽早开始适量的活动，坐位或者卧位时可以做踮脚尖这样的动作，尽早活动膝、踝、趾关节，按摩四肢肌肉，吸

肺栓塞的治疗方法

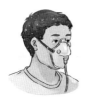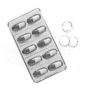

1. 缓解症状　　　2. 抗凝治疗　　　3. 生活方式

肺栓塞的长期治疗

烟者应戒烟，足量饮水等，这些都可以促进血液循环，降低静脉血栓形成
的风险。

健哥说

肺栓塞的治疗不仅在于缓解急性期症状，挽救生命，还需要在日常生活中注意预防肺栓塞复发。其中，药物抗凝治疗可以显著降低肺栓塞的复发风险，急性肺栓塞的患者至少应使用抗凝治疗 3 个月，3 个月后，由医生对患者的风险重新进行评估，如果复发风险高而出血风险较低，可延长抗凝治疗。另外，生活方式的调整也是预防肺栓塞复发的有效手段。

4 走路腿疼和抽筋，不一定是缺钙

李阿姨已经年过古稀，不过身体还算硬朗，每天晚饭后都会在小区遛弯

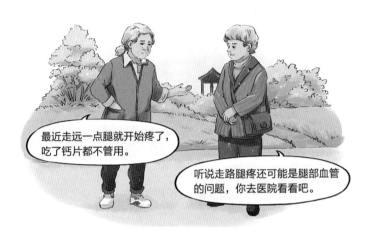

走路腿疼不一定是缺钙

锻炼身体，可是最近几个月，她总是走着走着就开始腿疼，或者抽筋。李阿姨想着是因为缺钙的原因，便开始补钙。但吃了一段时间钙片仍没有好转，反而走路越来越困难了。李阿姨赶紧到医院咨询医生，检查了一番才发现，李阿姨的腿疼和抽筋并不是因为缺钙，而是由于"下肢动脉硬化闭塞症"。

李阿姨问医生，她从来没听说过这个病，怎么会突然得上了呢？医生告诉她，这先要从原因讲起。下肢动脉硬化闭塞症是由于动脉硬化导致血管狭窄，血流速度减慢，血流量减少，引起下肢血液供应不足。因为血液供应减少，在运动后就会出现下肢疲乏、疼痛或者痉挛甚至行走受限的症状，还会出现下肢皮肤温度降低、疼痛，乃至发生溃疡或坏死等症状。

下肢动脉硬化闭塞症常常是全身性动脉硬化在下肢动脉的表现，发病率随着年龄增长而上升，70 岁以上人群的发病率为 15% ~ 20%。

医生告诉李阿姨，随着人年龄增长，动脉血管会逐渐硬化，失去弹性。动脉硬化后，腿部供血减少，血流不畅，代谢产物很难被血液带走，这些代谢物积累到一定浓度时，会刺激肌肉收缩，从而引起疼痛、"腿抽筋"，甚至行走不便等症状。

医生还补充说，这类症状多在运动后诱发，在短暂休息后缓解，医学上称为"间歇性跛行"，是下肢动脉硬化闭塞症的典型症状。随着动脉硬化及血管狭窄加重，"间歇性跛行"的发作次数会明显增多，发作时间也逐渐延长。

老年人的常见病，如高血压、糖尿病、高脂血症等，都是加重下肢动脉粥样硬化的危险因素。另外，吸烟也是非常重要的原因，烟草中有很多有害物质会直接损伤血管内皮，研究显示，下肢动脉硬化闭塞症的严重程度和吸烟量成正比。

一般来说，"腿抽筋"最常见的原因还是李阿姨所想的缺钙，钙是调节肌肉收缩的一种非常重要的离子。当血液中的钙离子浓度过低时，会造成肌肉的神经兴奋性增加，促使肌肉收缩从而导致抽筋。这时，适当补钙就可以预防腿抽筋。

但是，如果老年人有上述危险因素，又经常出现腿抽筋，并且在适当补钙之后还是有腿疼或者腿抽筋的症状，就应该像李阿姨一样及时到医院就诊。

值得一提的是，有时候从腿脚的外观和感觉上也可以发现病变。若是经常脚发凉，或者走几百米后小腿就疼，可以在早上起床或晚上睡觉前观察一下脚部，看看皮肤是否发白或者出现紫红色，左右脚的温度是否一致，摸摸脚背上是否有动脉搏动。如果皮肤颜色变化、温度较低、足部动脉搏动很弱或者消失，患下肢动脉硬化闭塞症的可能性就比较大。

健哥说

腿抽筋，除了缺钙这个原因之外，还有可能是"下肢动脉硬化闭塞症"。如果老年人本身患有"三高"，或者长期吸烟，更要重视腿疼、腿抽筋等症状，及时到医院进行检查。早诊断、早治疗可以有效缓解症状，避免病情恶化引起下肢缺血坏死等严重后果。

5 让你胸疼得要命的，除了心梗，还有这个病

这一天深夜，65 岁的王大爷突然感到胸口撕心裂肺般的疼痛，来到医院急诊室，医生询问病史时发现王大爷除了胸痛并没有其他特别的伴随症状，检查心电图也没有明显的异常，这引起了接诊医师的高度警惕，他迅速为王大爷安排了大血管 CT 扫描，确诊为"急性主动脉夹层"，及时地控制血压并做了手术，王大爷这才保住了性命。

胸痛，多见于急性心肌梗死，而像王大爷患上的主动脉夹层，也是一种危重症心血管疾病，其主要特征为前胸、后背或者腹部持续的、难以忍受的尖锐疼痛，其疼痛常被患者描述为"撕裂样"或"刀割样"。

也许你要问，主动脉夹层是什么病，它是如何发生的？这里先介绍一下主动脉的特点。主动脉是人体内最粗大的动脉血管，也是从心脏向全身动脉输送血液的主要管道，它的形状类似从心脏伸出来的一把雨伞杆，顶端呈弧形，也称为"主动脉弓"。血管的管壁由三层结构组成，里面最薄的是内膜层，中间的是中膜层，最外层的是外膜层。

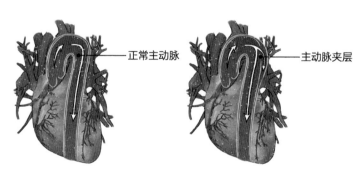

正常主动脉　　　主动脉夹层

雨伞杆形主动脉弓及主动脉夹层示意图

我们以主动脉弓为例进行说明。血流在主动脉弓处急速转弯，对动脉内膜造成强大的剪切力，在血压显著升高时，血流剪切力可能撕裂主动脉内膜，像剪刀在内膜上撕开一个口子，血液沿着破口流入内膜层和中膜层之间，进一步将这两层组织撕裂开，把主动脉腔一分两半，原本的主动脉管道被称为真腔，而血液进入内膜层与中膜层之间无法排出，则形成假腔。当假腔的血液逐渐增多，压力进一步增大，会出现两种结果。

一方面 假腔血肿增大，逐渐挤占真腔的位置，这会阻断心脏上的冠状动脉供血，或者引起心包充血，减弱心脏跳动能力，同时由于主动脉受阻，可能会引发肾脏、脑部、肠道缺血。

另一方面 假腔内血液增多，压力升高，很可能会引发主动脉进一步的破裂出血，导致患者猝死。

在欧美国家，主动脉夹层的发病率约为 2.6 ~ 6.0 人 /10 万人，近年来，我国主动脉夹层的发病率也有上升趋势。主动脉夹层患者中，有五成以上合并高血压。研究也发现，主动脉夹层最主要的危险因素就是高血压，而其他的危险因素，包括主动脉瓣发育异常、具有主动脉疾病家族史、心脏手术病史、胸部外伤，等等。

主动脉夹层的死亡率极高，应采取积极的预防措施，关键在于严格控制血压。高血压患者一定要定期监测血压，坚持服药，将血压控制在理想范围内。冬季是主动脉夹层的好发季节，高危患者应提高警惕。若患者突然出现剧烈的胸部疼痛，应引起警惕，可拨打 120 急救电话，尽快就医。

健哥说

主动脉夹层的发病率不算高，但是起病急骤，病情多变，病死率极高。高血压是主动脉夹层最关键的危险因素，控制好血压，避免熬夜、暴饮暴食等不良生活方式，避免着凉，是预防主动脉夹层的有效方法。

6 一代女排名将海曼因它去世，这些症状你要当心

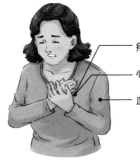

疼痛：胸部、背部、腹部疼痛

心血管症状：胸闷、呼吸困难

血压异常：四肢血压差异大

主动脉夹层的常见症状

1986 年 1 月 24 日，年仅 31 岁的美国女排名将海曼猝死在赛场上，尸检发现，导致海曼猝死的原因，竟然是主动脉夹层。其实，在 1982 年的世界排球锦标赛期间，海曼就曾晕倒在领奖台上，只是以当时的医疗条件，并没有确诊出真正的病因。

主动脉夹层是致死性极高的疾病，最凶险的 A 型主动脉夹层，会导致患者在发病后 2 天内病死率每小时增加 1%，未经外科手术治疗的患者在 2 周内病死率高达 74%。如果能够在症状出现的初期明确诊断和及时治疗，

可以大幅提高生存概率。

这里你可能会问，主动脉夹层的症状有哪些？我为你总结了以下四点。

第一点

疼痛。突然性发作的胸痛是急性主动脉夹层最常见的症状。疼痛的部位与夹层发生的部位有关，一般来说，最常见的疼痛部位是胸部（约占 80%），同时约有 40% 和 25% 的患者分别出现背部和腹部疼痛。

疼痛剧烈难忍，起病后即达高峰，呈刀割或撕裂样。疼痛持续且不能缓解，随着夹层进一步撕裂，在其进展方向上常有放射样的疼痛，比如颈、肩、手臂等部位，当疼痛向腹部甚至大腿放射时，则提示夹层向远端撕裂。

第二点

血压异常。主动脉夹层可使远端肢体血流减少，导致四肢血压差别较大。疑似主动脉夹层时应测量四肢血压。大部分主动脉夹层患者常伴有高血压。

第三点

心血管症状。当主动脉夹层破坏心脏的正常结构或者使心脏活动受限时，可导致心肌梗死、心力衰竭或恶性心律失常，此时患者会出现胸痛、胸闷、呼吸困难等症状。

第四点

其他脏器和肢体缺血表现。当主动脉夹层累及内脏动脉、肢体动脉以及脊髓供血时，可出现相应脏器组织缺血表现，累及脑血管时可见晕厥或意识障碍，累及脊髓动脉可出现下肢截瘫，累及肾动脉可能出现血尿、无尿、严重高血压等，累及下肢动脉时可出现下肢疼痛甚至下肢缺血坏死等症状。

当然，如果夹层的发展过程较慢，患者的主观感受可能并不强烈。值得一提的是，患有高血压、马方综合征、主动脉瓣畸形、动脉粥样硬化等疾病的患者，或者平时长期吸烟、嗜酒的人，发生主动脉夹层的风险较大，如果发现蛛丝马迹，应该及时就医，明确病变情况。

健哥说

主动脉夹层是一种发病急、进展快、病死率高的疾病，早期的诊断和治疗可以避免更严重的后果，主动脉夹层最常见的症状是刀割或撕裂样的胸部疼痛，另外还可见血压异常，心血管症状以及其他脏器缺血等症状。有主动脉夹层危险因素的人群更应重视身体出现的异样情况，及时就诊。

第十章

预防心血管疾病的"金钟罩"

1 与其亡羊补牢，不如防患于未然

　　最近有朋友和我聊起如何预防冠心病，我认为这是一个好现象，说明大家已经开始重视冠心病，并且希望"防患于未然"，但是，还有不少人对"未病先防"嗤之以鼻，觉得没病为什么要花力气去预防呢？要回答这个问题，我们先来讲讲《扁鹊三兄弟》的故事。

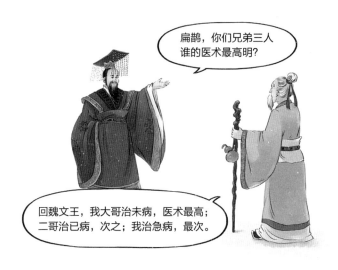

扁鹊三兄弟

　　大家知道扁鹊是一代名医，其实他的两个哥哥也是医生。一天，魏文王问扁鹊，他们兄弟三人谁的医术最高明呢？扁鹊说，大哥的医术是最好的，而他本人的医术是最差的。

　　魏文王追问原因，扁鹊解释，大哥治病是在病情发作之前，在患者还不觉得自己有病就能为他们铲除了病根，所以一般人不知道他医术的高明之处。

二哥差些，在病情发作之前发现不了，但在病情初期症状不十分明显的时候，二哥就能药到病除，所以人们觉得二哥只能治点小病。

而扁鹊本人呢，都是在病情十分严重的时候进行治疗，最后病情缓解，也能有治愈的，所以名气反而比两位哥哥大些。

这个故事说明了什么呢？扁鹊和他的二哥其实都在做"亡羊补牢"的工作，而大哥真正做到"防患于未然"。扁鹊认为大哥医术最好，这也切合了"上医治未病"的古语。

"治未病"在现代医学中也称为"一级预防"，是在疾病发生之前就采取措施，消除或减少病因或者致病的危险因素，从而降低疾病真正发生的可能性。若为"亡羊补牢"，就是疾病已经发生，再去采取早发现、早诊断、早治疗的"三早"原则进行预防，这就是"二级预防"了。至于疾病发生后进行对症康复治疗，减轻并发症，改善生活质量，就是"三级预防"。这三级预防在现代医学中起着举足轻重的作用，经常在预防医学中被提到。

你也许会问，连名医扁鹊都做不到"防患于未然"，我们普通人怎么能做得到呢？这个问题问得好！时代在发展，科学已经给出了答案。

研究发现，我国冠心病的发病风险中80%源于吸烟，以及高血压、高胆固醇血症和糖尿病，也就是我们常说的"三高"。研究还发现，欧美15个国家从1960年以来，心血管病死亡率下降了一半多，其中6成原因是由于控制了危险因素。这些数据都说明了一个道理，关注健康指标，及早应对，减少危险因素，确实能阻止冠心病的发生和发展。

在生活中我们都明白，与其等到亡羊才补牢，还不如在第一只羊被狼叼走之前就一砖一瓦地修好羊圈，最大程度地防患于未然。这个道理在心血管疾病的预防上也是一样。做好"一级预防"，不仅能降低心血管疾病的死亡率，还能降低发病率。

2 远离猝死，从改掉五个坏习惯做起

在第三章我们就提到，心脏性猝死是有迹可循的，也特别指出了它的高危人群，但你发现了吗？很多报道中猝死的都是年轻人，他们并没有原发疾病，为什么还会猝死呢？

确实，从 25 ～ 40 岁，随着年龄的上升心脏性猝死的风险也急剧上升，但需要指出的是，这与他们冠心病的风险增加相关。所以，只是他们未发现心脏的问题，而不是他们的心脏没问题。那么，中青年人群为何容易得冠心病，继而发生心脏性猝死呢？

作为社会和家庭主力，中青年人所承受的躯体和精神压力与日俱增，调查显示，我国约八成白领处于过度疲劳状态，在 30 ～ 50 岁早逝的人群中，96% 死于过度疲劳引起的致命性疾病，其中 80% 为心源性猝死。长期的过度疲劳带来身体应激反应，既是中青年人早发冠心病的诱因，也是中青年冠心病患者发生心脏性猝死的重要诱因。

从生活方式上看，中青年人还常常存在着营养过剩、过量饮酒、过度娱乐、久坐办公、运动减少、熬夜、加班加点工作等问题，这些不良生活方式可能导致肥胖、高脂血症、糖尿病、痛风等基础疾病，积重难返，以致突发心脑血管疾病。

另外，社会竞争强，工作生活节奏快、生存压力大、为名所困、为利所囿，内心彷徨、浮躁而迷失，这些都使中青年人长期处于高度紧张的精神状态以及迷茫而脆弱的心理状态，这也是他们发生猝死的一大诱因。

综上，导致中青年猝死频发的诱因有慢性疲劳、不良生活方式以及精神心理因素。因此，要想远离猝死，应该先改掉以下五个坏毛病。

"坐如钟"不动如山

研究表明，与每天坐小于 4 小时相比，每天坐 8 小时而运动量又很小的人群，心血管死亡风险增加 32%，但是，运动可以降低这个风险。建议保证每天运动量，至少保持步行 6 000 步左右。

常熬夜不眠不休

研究发现，与每天睡 8 个小时的人相比，每天睡眠时间少于 5 小时的人，心脏病风险增加 40%。建议大家杜绝不加限制的熬夜，避免过度劳累。一旦身体出现不适，就去医院进行检查，养成定期体检的习惯。

持续"高压"状态

尽量避免极度劳累。如果长期处于"压力山大"的状态，建议适当减压，偶尔给自己放个假，哪怕是看看书、散散步、聊聊天都能让精神紧张得到缓解。

忽视心脏求救

出现不明原因的胸闷、精神不振、情绪易激动、头晕等症状，就要小心了！因为，那可能是心脏的求救信号，应提高警惕，适时前往心内科就诊。

戒不掉的"烟酒瘾"

烟草中的尼古丁会使血管收缩，甚至引发血管痉挛。而酒精则会导致心跳过快，血压也会急剧升高，从而引起心脏的不良事件。不管你的吸烟史有多长，或者你对酒的痴迷程度有多深，尽早戒烟、减少饮酒都会对你的血管有好处，降低罹患心脏疾病的风险。

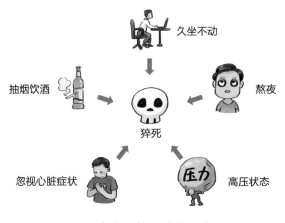

导致猝死的五个坏习惯

健哥说

　　猝死难以预测，生还概率很小。我们能够做到的，就是养成良好的生活行为方式，合理饮食、坚持运动、戒烟限酒、避免过度劳累、保持心情舒畅。特别要对"拼命三郎"般工作的中青年人说一句，"工作永无止境，身体远比金钱更重要"。

3 世上有神药吗？还真有

　　本篇要给大家介绍一种神药，从 3 岁到百岁都能用，只要用了，从生理到心理都能得到改善，而且，如果规律使用，还能预防从心血管疾病到癌症等多种疾病的发生和发展。这种神药不要 999 元，也不要 99 元，这种神药甚至不需要花钱。听了这些，是不是有种吹嘘的感觉？真不是！

这里就不给大家卖关子了，这种神药就是——运动！

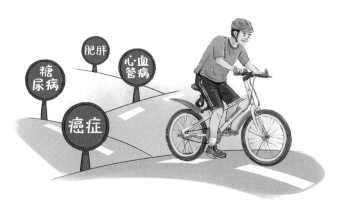

运动是神药

你是不是觉得我在夸大"运动"的好处? 还真不是夸大，运动的这些益处都出自《美国体力活动指南咨询委员会》在 2018 年 11 月 12 日发布的《美国运动指南》，该指南是基于年初发布的《科学报告》来制定的，指南提出，体育活动是改善公共卫生的"最佳选择"，而且运动是良药。要是你看看文后延展阅读中所提及的运动的具体益处，我相信你也会同意"运动是一种神药"这个说法。

运动，对我们来说，确实挺奢侈的，我们的日常生活中，就是坐班、坐车、坐等外卖，坐着刷手机……除了睡觉，几乎都是坐着。"久坐"已成为大家的日常习惯。但是，你知道吗? 久坐的危害比想象中更可怕，据澳大利亚昆士兰大学的研究发现，久坐 1 小时＝抽 2 根烟＝减寿 22 分钟。

世界卫生组织早已将"久坐"列为十大致死、致病元凶之一，久坐不仅会使人肥胖，还会增加颈椎病，腰椎病，下肢静脉血栓，膝关节炎，心血管疾病，代谢综合征等疾病的风险。前面提到的《科学报告》中指出，每日活动时间越少，久坐时间越多，死亡风险就会越高，但是，值得庆幸的是，这种风险可以通过增加活动时间来降低。

定期的体育运动还能改善睡眠，使我们在处理日常事务中更为积极和高效。指南推荐从 3 岁开始到老年都应该运动，具体的运动推荐如下：

- 为了促进身体，尤其是骨骼的生长发育，3 ~ 5 岁的儿童每天至少要有 3 小时的运动。

- 6 ~ 17 岁的儿童和青少年，建议每天至少要保证有 1 个小时的中等至高强度运动。

- 成人每周需要进行 150 ~ 300 分钟的中等至高强度的有氧运动，换算成每天差不多要走 7 000 ~ 9 000 步。如果是做俯卧撑、仰卧起坐或者是举重这样增强肌肉的运动，推荐每周至少两次。

虽然运动有益，但是要在繁忙的工作生活中挤出大段的时间来锻炼，还是比较困难的。这里告诉大家一个好消息，《科学报告》中还指出，只要动起来，无论是什么运动，运动多长时间，都有益处。所以，只要动就比不动强，就算只是在工作的间歇简单运动几分钟，都能计算进你每天的运动量中。

健哥说

现代人久坐已经成为一种日常习惯，这可能会导致各种疾病，但只要适度运动，不论运动的时间和形式，都对身体有益。大家能够规律运动更好，如果不能规律运动，哪怕你利用五分钟的碎片时间，离开屏幕，停止静坐，投入运动，你也会从中受益。

📑 延展阅读

运动对儿童和青少年的益处

3～6岁	改善骨骼健康和体重状况
	改善认知功能
	改善心肺和肌肉健康
6～17岁	改善骨骼健康
	改善心血管危险因素状况
	改善体重状态或肥胖
	减轻抑郁状态

运动对成人的益处

死亡	降低风险
心脏代谢疾病	降低心血管病发病率和死亡率（包括心脏病和卒中） 降低高血压的发病率 降低2型糖尿病的发病率
癌症	降低膀胱癌、乳腺癌、结肠癌、子宫内膜癌、食管癌、肾癌、胃癌和肺癌的发病率
大脑健康	减少痴呆症的风险 改善认知功能 改善有氧运动后的认知功能 提高生活质量 改善睡眠 减少焦虑和抑郁情绪 减少抑郁症的发生率
体重状况	减少肥胖的风险

运动对老年人的益处

跌倒	预防跌倒
身体功能	减少跌倒相关伤害的发生率

运动对患者的益处

乳腺癌	降低全因和乳腺癌死亡率的风险
结直肠癌	降低全因和结直肠癌死亡率的风险
前列腺癌	降低前列腺癌死亡风险
骨性关节炎	减轻疼痛
高血压	降低心血管疾病进展的风险 降低血压升高的风险
2 型糖尿病	降低心血管死亡风险 改善 HbA1c、血压、血脂和体重指数
多发性硬化症	改善步行 改善身体健康
痴呆	改善认知
执行功能受损	改善认知

4 戒烟要趁早，心脏会更好

虽然大家都知道"吸烟有害健康"，但是，吸烟者却总是有各种理由不戒烟，其中，最常见的借口就是，"戒烟真的对身体有益吗？"关于这个问题，最近就有一个很有力的回复。

在美国心脏协会 2018 年的年会上，公布了一项长达 27 年的随访研究，结果发现，所有吸烟者都会从戒烟中获益，即便是长期、重度吸烟者（即每天至少抽一包烟，持续 20 年或以上），这些人在戒烟后，心血管疾病风险也会迅速下降，相对于持续吸烟者，戒烟 5 年可使心血管疾病风险降低 38%。

同时，研究者也发现，虽然心血管疾病风险在戒烟几年内急剧下降，但要使重度吸烟者的心血管疾病风险降低到正常水平可能需要长达 16 年。

　　这项研究一共纳入了近 9 000 名没有心血管疾病的参与者，在随访的 27 年间，一共观察到两千多次心血管事件，而在发生心血管事件的吸烟者中，7 成以上烟龄超过 20 年。

　　有些吸烟者认为，吸烟多年，身体已经适应，戒烟后身体反而容易出问题，有些人就是刚戒烟就发现患有癌症。但事实上，这与戒烟无关，而正是长期吸烟对身体造成的危害。

　　研究发现，吸烟者戒烟后，患各种疾病的风险都在下降，即使癌症风险下降相对比较缓慢，但在戒烟 5 年时，口腔、喉部和食管的癌症风险就下降了一半，戒烟 10 年，肺癌死亡的风险也比吸烟者降低了一半。

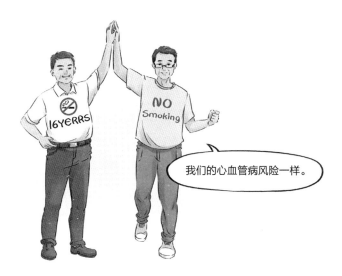

热爱生活，从戒烟开始

　　所以，无论你年纪多大，烟龄多长，戒烟都有好处！邓小平同志在医生的劝导下，86 岁戒烟，而且，从决定戒烟的第二天开始就一根也没再抽过，这种精神值得我们学习。

　　当然，戒烟既需要意志力，也需要讲究方法，这里给大家介绍几个戒烟小技巧。

有计划、有目标	制订戒烟计划，每天减少吸烟数量；写下戒烟的理由，随身携带，时刻告诫自己。
减少触发	扔掉吸烟用具，诸如打火机、烟灰缸，减少对你的条件反射。
转移注意力	培养游泳、跑步、钓鱼等兴趣爱好，疏解戒烟期间的不良情绪。
应对烟瘾	经常摄入水果、蔬菜、乳制品、水或果汁等不含咖啡因的饮料，可以降低香烟的诱惑力；想吸烟时，可以先慢慢地喝上一杯水。
寻求帮助	若觉得戒烟很困难，可以找专业医生寻求帮助，尼古丁替代法或非尼古丁药物疗法常常能帮助你戒烟成功。

　　虽然戒烟有方法，但是在戒烟刚开始的时候，确实会觉得有些难受，甚至茫然若失、不知所措。这就是我们常说的"戒断反应"，即在停止接触成瘾物后身体出现的一系列症状。吸烟成瘾者在戒烟后常有心慌、胸闷、咳嗽、短暂健忘等症状。此时，你应当坚定信心，多与家人交流，转移注意力。这些感觉在戒烟后1～2周内就会逐渐消失，你会感觉拨云见日、柳暗花明。

　　最后，我想说，戒烟后如果又重新开始吸烟，这是很常见的现象，无须自责，也无须纠结，没关系，再接再厉就好！只要你坚持，总会成功的！你要记住，每一次尝试，都是一次为了实现更高生活质量、更长寿命的努力，更何况，每次尝试都能增加你成功戒烟的机会。很多下决心并努力尝试戒烟的人，都已经成功克服了烟瘾。

📑 延展阅读

戒烟后身体的变化

戒烟 20 分钟	你的心率和血压下降
戒烟 12 小时	你血液中一氧化碳含量下降至正常水平
戒烟 2 周 ~ 3 个月	你的血液循环得到改善，肺功能增强
戒烟 1 ~ 9 个月	咳嗽和呼吸急促的情况减少，肺部支气管中的纤毛恢复正常功能，包括排出黏痰、清洁肺部和减少感染风险
戒烟 1 年	你的冠心病风险已降至吸烟者的一半，心脏事件风险急剧下降
戒烟 5 年	你的口腔、咽喉、食管和膀胱癌的风险减半，宫颈癌风险降至正常水平，卒中风险将在 2 ~ 5 年后下降到非吸烟者水平
戒烟 10 年	你肺癌死亡的风险约为吸烟者的一半，喉癌和胰腺癌的风险降低
戒烟 15 年	你的冠心病风险下降至非吸烟者水平

吸烟伤"心"，你今天有"控"吗

这里先来猜个谜语，谜面是"用它的人明明都知道对身体有害，但还是非常享受；而不用它的人对其却深恶痛绝，避而远之"，请打一个物品。我相信大家都能猜出答案，那就是"烟草"。

虽然每盒香烟的包装上都有醒目的警示——"吸烟有害身体健康"，但是在我国，每天消耗的香烟总量却仍高达 48 亿支，你可看清楚了，这可是每天的消耗量！

这里再来讲讲吸烟的危害。大家都知道，"吸烟伤肺"，殊不知，美国的数据显示，每 3 个心血管死亡患者中，就有 1 个是由于吸烟造成的。而中国的数据也不容乐观，吸烟者发生心肌梗死的风险为非吸烟者的 1.54 倍，发生冠心病的风险为 1.28 倍。就连"吸二手烟"也会损伤心脑血管，使冠心病、脑卒中的发生风险增加约 30%。

大家应该知道，香烟中最有害的物质就是"尼古丁"，它会减少心脏的供氧、升高血压、加快心率、损伤血管内皮细胞、使血液中更容易出现血栓（导致心梗和脑梗的罪魁祸首）、导致血管壁变薄、使血管管腔变得狭窄。另外，尼古丁还有一个"隐秘"的危害，它会抑制人体的痛感，影响对心绞痛的"感知"，导致更容易发生心肌梗死，甚至猝死。

公众对于对香烟的危害都有耳闻，调查研究也显示，有3成以上的吸烟者在过去1年中内尝试过戒烟。当你开始戒烟，你的心脑血管疾病风险就会马上下降；戒烟5年，卒中风险会降到与不吸烟者相同的水平。所以，越早戒烟，心脑血管系统的受益就越大。

说到戒烟，不少人还是单靠意志力。如果戒烟不成功，其实并不是你的意志薄弱，而是方法不得当。除了上文提到的几个小技巧，这里再补充几条：

在平常想抽烟的时候，做些可以替代的事情，比如看书、吃口香糖或者专注于工作等。

最好告知身边的亲朋好友，你要戒烟了，并希望得到他们的支持。

尽量选择禁止吸烟的场所会客，比如，图书馆、博物馆或电影院等。

健哥说

吸烟不仅会影响肺部健康，还与心脏疾病密切相关，越早开始戒烟、戒烟的时间越长，心脑血管疾病、肺部疾病发生风险就会越低。

我国有3.16亿烟民和7.4亿二手烟受害者，我们希望，你说服自己以及支持身边的朋友，迈出戒烟的第一步，就是心脏恢复健康的一大步。

5 咖啡能保护心脏？真的吗

深夜，整座办公大楼都沉浸在静谧中。在楼内某个办公室中，"噼啪"的键盘声此起彼伏，几个身影还在埋头工作。小刘就是其中一位，作为期刊杂志的编辑，截稿前加班、甚至通宵赶稿已经成为常态。为了保证头脑清醒，小刘身旁的咖啡一杯接着一杯。凌晨3点，小刘开始头晕、心慌、心悸。小刘很担心，自己是因为喝咖啡引发了心脏病吗？

咖啡是世界上最畅销的饮品，但是咖啡"对心脏不好""对胃肠有害""对身体健康不利"等说法一直存在。2018年4月份，"某咖啡著名品牌致癌"的新闻引爆了朋友圈，尽管最后被辟谣，但是，这条新闻还是在大家心里留下一个疑问：咖啡对身体健康有影响吗？

查阅了文献，我们发现咖啡对身体健康确实有影响，虽然有负面的，但是益处更多，其中，也包括对心脏的保护作用。

研究证实，咖啡能降低因心脑血管疾病导致死亡的风险。咖啡含有的咖啡因，可以扩张血管、抑制炎症反应，改善动脉功能。因此，规律喝咖啡的人与不喝咖啡的同龄人相比，发生卒中的风险可降低20%。

咖啡降低心血管风险与摄入量的关系呈U型，即每天摄入适量的咖啡可以有效地保护心血管。数据表明，每天喝4杯咖啡可以显著降低死亡率。同时，4杯咖啡所含的咖啡因可以增强心脏功能，保护心肌细胞免受损伤。另一项研究同样表明，每天饮用3～5杯咖啡（指正常150ml茶杯），冠状动脉粥样硬化的发生率最低，全因死亡、心血管病死亡以及心血管疾病相对风险降低最为明显。

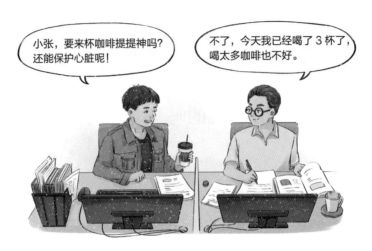

适量咖啡可保护心脏

当然，咖啡也有其不利的一面，如果咖啡因摄入过多，可以造成焦虑、失眠、头痛、手部颤抖以及心慌等症状，甚至导致咖啡因中毒。小刘出现的症状很有可能就是因为摄入过多咖啡，加之过度疲劳所引起的。

咖啡虽好，不能过量。咖啡最好不要空腹喝，空腹喝咖啡会引起胃液过度分泌，增加发生胃炎和胃溃疡的风险；不宜喝过烫的咖啡，这会影响人的味觉以及咖啡的口感，也会对食管和胃壁造成损伤；而那些对咖啡因代谢缓慢的人也要谨慎控制摄入量。

咖啡本身热量并不高，但是为了增加口感而加入很多的糖和奶，可能会使一杯咖啡的热量增加数十倍。长期饮用这样高热量的咖啡，就会增加心血管疾病的风险。我们在选购咖啡时，最好还是选择含碳水化合物及脂肪偏少的种类，或者选择黑咖啡。另外，关于"咖啡会致癌"的争论，国际癌症研究机构最近得出结论，咖啡与降低肝癌和子宫内膜癌的风险相关，并且，不会增加乳腺癌、前列腺癌或胰腺癌的发生。

健哥说 咖啡能保护心脏，这是真的。咖啡不是毒药，也不是神药，喝咖啡，是一种健康、优雅的生活方式。

6 吃素能远离"三高"吗

老赵今年60岁，最近2个月时常感觉到胸闷、心慌，前几天到我的门诊做检查，根据血化验和心电图的结果，老赵患有糖尿病和冠心病。老赵和家人十分不解，跟我说："老赵两年前身体的各项指标都正常，想着年纪大要注重预防，这两年来一直坚持吃素，为什么还会患上糖尿病和冠心病呢？"

老赵的想法正是许多人的认识误区，虽然饮食调整是预防心血管疾病的重要措施，但不能片面地认为只要吃素就能使人远离"三高"，预防心血管疾病。

究竟吃素能不能使人远离"三高"，要用数据说话。

对于高血压

日本一项数据分析表明素食与血压之间存在关联，素食者的高血压发病率更低；但也有截然相反的研究结果，早年在香港的一项研究发现，长期素食者更容易患高血压，这可能因为我国素食者倾向于高盐低钙饮食，从而导致血压升高，所以素食对高血压的作用还未有最终定论。

对于糖尿病

素食的作用是比较明确的，近年一项数据分析发现，与非素食者相比，素食者患糖尿病风险较低，但至于其对降低空腹血糖、餐后血糖和糖化血红蛋白等糖尿病评价指标的具体作用尚不明确。

对于血脂异常

数据分析结果显示，素食可全面降低血脂的各个指标，不仅包括低密度脂蛋白胆固醇，还包括高密度脂蛋白胆固醇，而高密度脂蛋白胆固醇正是保护心血管健康的卫士，其降低可能会导致动脉粥样硬化的出现。

研究人员进一步分析显示，食素者比食肉者的缺血性心脏病发病率降低，同时，食素者伴有高血压、高胆固醇和糖尿病的比例也比较低。进一步的统计分析显示，其原因与食素者的体重指数（BMI）较低相关，也就是说，食素者远离"三高"的本质原因更可能是对体重的控制。

从以上数据可以看出，素食对于高血压和动脉粥样硬化的作用还没有完全明确，但对预防糖尿病应该有正向作用。这点比较容易理解，在血压、血脂和血糖三个指标中，血糖受饮食的即时影响是最明显的。

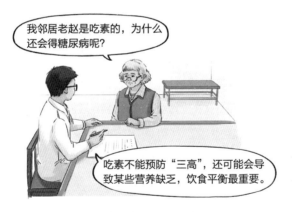

我邻居老赵是吃素的，为什么还会得糖尿病呢？

吃素不能预防"三高"，还可能会导致某些营养缺乏，饮食平衡最重要。

素食不能预防三高

说回患者老赵，既然素食能够降低糖尿病风险，为什么他还会患糖尿病呢？经过深入的询问，原来，老赵是纯素食者，为了增加饱腹感，每顿的主食量他都会增加一倍，而且老赵还很喜欢吃饼干、甜点等高糖食品，久而久之，就引发了糖尿病，随后发生了冠心病。

健哥说

单纯吃素并不能使我们远离"三高",而且纯素食还可能导致某些营养素的缺乏,比如维生素 D、维生素 B_{12} 等。适量荤菜,均衡饮食,也能起到预防心血管疾病的作用,如果非要吃素,建议采用"蛋奶素食",也就是在营养充足的素食基础上每天吃 1 ~ 2 个鸡蛋,喝 1 瓶牛奶。

总之,要预防心血管疾病,饮食只是一个方面,其他生活方式和危险因素也应该注意调整,这样才能从整体上降低心血管风险。

7 别让愤怒伤了你的"心"

最近,一则关于吵架后心肌梗死并且心脏骤停的新闻引起了我的注意。安徽的刘先生今年 59 岁,发病当天中午与人发生矛盾大吵一架,回到家中不久便晕倒了,心跳也没了,幸亏家人立即进行了胸外按压并呼叫 120,经过抢救,刘先生恢复了心跳,并转到重症监护室继续治疗。

吵架、生气、愤怒,是引发心肌梗死的重要诱因。2016 年,加拿大的一项研究结果显示:人们在愤怒爆发后 2 小时内,急性心肌梗死的发病风险较其他时间段升高 2.44 倍。美国心脏病专家米米·嘉妮丽博士在《心情好,心脏就好》一书中也指出,心脏不是一个简单的机械泵,而是有情感需求的脏器,经常唱反调、易怒以及敌视等负面情绪对心脏健康的威胁,不亚于高血压、糖尿病、吸烟等传统危险因素。生气、愤怒等不良情绪是导致急性心肌梗死不容忽视的原因。

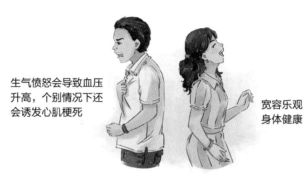

生气愤怒会导致血压
升高，个别情况下还
会诱发心肌梗死

宽容乐观
身体健康

不良情绪与心血管事件

这些不良情绪是如何导致心肌梗死的呢？

我们知道，动脉粥样硬化斑块破裂，是导致心肌梗死的关键原因。当你生气、愤怒时，会引起血压升高，心脏耗氧量增加，增大的血流冲击斑块，导致斑块破裂，从而形成大量血栓，最后堵塞血管，引发急性心肌梗死。

如果说生气、愤怒等不良情绪会增加心肌梗死的发生风险，那么，宽容、乐观的生活态度是否能减少心脏疾病的风险呢？答案是肯定的！2017年的一项研究显示，乐观程度最高的老年女性，心脏病死亡率降低了38%。《心情好，心脏就好》一书中指出，治疗心脏病最好的药不是阿司匹林和他汀，而是爱、宽容和乐观向上的心情。

那么，如何能摆脱愤怒，保持乐观呢？

要明白，愤怒解决不了问题，愤怒不仅伤害了别人，还会伤到自己。遇到问题时，在愤怒要发泄之前，可以在心里先默数10个数，或者离开现场，通过向朋友倾诉等方法来排解不良情绪。

而更为重要的是平时修心养性。宽容和乐观是一种豁达的心态，是见过风浪后内心的平静。不要执着于一时的得失，从多个角度来看待问题，或者培养一项爱好，读几本好书，参与瑜伽、冥想或者太极拳等活动，都可以帮助保持乐观的情绪。

健哥说

首先，生气和愤怒等不良情绪可以通过升高血压，导致斑块破裂，形成血栓而引起急性心肌梗死。

其次，宽容和乐观的生活态度可以降低心脏病风险。

最后，要理智地摆脱愤怒，保持健康的生活方式，秉承乐观的心态，才能造就健康的心脏。

8 没有冠心病，该不该吃阿司匹林

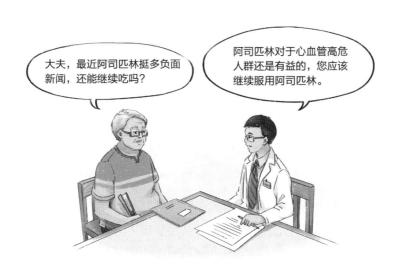

阿司匹林的一级预防

最近，关于阿司匹林能否用于一级预防在医学界掀起了广泛议论。所谓"一级预防"，是指疾病还没发生之前，就采取措施减少病因或者致病危险因素，从而降低疾病发生的可能性。那么，还没有患上冠心病，该不该吃阿司匹林呢？这个问题关系到广大患者的用药，现在从内行的角度看看这其中的"门道"。

"阿司匹林能不能用于一级预防"为什么会引起热议呢？其原因是近来连续发表的几个大型临床研究中，阿司匹林的疗效都"不那么好"，还有人评论为阿司匹林"跌落神坛"。但是，我们看科学研究，不能只用"好"和"不好"来概括，必须搞清楚研究者的设计，这样才能知道这个研究的结论适用于哪些人群。

2018年10月，在权威杂志《新英格兰医学杂志》同期发表了同一个研究的3篇论文，研究对象是将近2万例来自于澳大利亚和美国的70岁以上的老人，这些老人没有心血管疾病、痴呆和因病致残的病史。医生把这些健康的老人分成两组，一组每天服用100mg阿司匹林肠溶片，一组每天服用安慰剂，随后观察了5年，看两组老人哪组发生心血管问题更少。结果是两组没有显著差异，而且，阿司匹林组严重出血的事件还更多了。

虽然研究的结果是如此，但其结论还是需要深入和客观地分析。我们前面说到，这个研究的对象是健康的老年人，说明他们的心血管疾病风险本来就很低，再加上这些老年人大多数还服用其他药物，比如他汀类药物来降低心血管风险。因此，想要看清单纯服用阿司匹林的获益是很困难的；而且，在以心血管事件为重点的研究中，试验结束前只有2/3的参与者坚持用药，因此，这个结果可能会低估了阿司匹林对心血管疾病的保护作用。

不仅对于这个研究如此，对待所有的研究成果都应该采取客观的审慎态度。虽然医学上，新研究、新证据、新结果层出不穷，但是，研究设计本身的合理性，研究结果能否外推，这些都需要大家带着批判的眼光去看待，不要盲目推崇，也不能矫枉过正。

回到文题，没有冠心病的患者，究竟该不该吃阿司匹林呢？应该说，按照现有的研究证据和我国的指南建议，并不是所有人都需要服用阿司匹林进行一级预防，只有心血管疾病的高危人群才应该服用阿司匹林来降低心血管事件的风险，这具体包括 5 类人群，大家可以参考文后的延展内容详细了解。在这里需要指出的是，服用阿司匹林要关注出血的风险，服药前需要进行评估，服药过程中需要监测，只有对出血事件进行防控，才能进一步增加患者的获益。

健哥说

虽然，阿司匹林是一种"神奇"的药物，但是，它并不是包治百病的"神药"，我们既要看到阿司匹林对心血管疾病高危人群的益处，也要看到阿司匹林导致出血的风险，两相平衡才能获益最大化。"阿司匹林根本不在'神坛'，而是一直在人间"，这个观点我很认同。我们衷心希望通过本书的医学知识普及，能让大家的眼睛更亮一点，听信的谣言更少一些。

📑 **延展阅读**

建议服用低剂量阿司匹林作为一级预防的人群有哪些？

（1）10 年 ASCVD 风险 ≥ 10%。

（2）糖尿病患者，年龄 ≥ 50 岁，伴有以下至少一项主要危险因素：早发心脑血管疾病家族史（男<55 岁、女<65 岁发病史）、高血压、吸烟、血脂异常或蛋白尿（尿白蛋白 / 肌酐比值 ≥ 30mg/g）。

（3）高血压患者，血压控制良好（<150/90mmHg），伴有以下 3 项危险因素中的至少 2 项：吸烟、低 HDL、男性 ≥ 45 岁或女性 ≥ 55 岁。

（4）慢性肾脏疾病患者。

（5）不符合以上条件者，同时具备以下 5 项危险因素中的至少 4 项：吸烟，男性≥45 岁或女性≥55 岁，早发心脑血管疾病家族史（男<55 岁、女<65 岁发病史），肥胖（BMI ≥ 28kg/m^2），血脂异常。

9 阿司匹林啥时候吃比较好

最近，门诊来了一位热衷看健康节目的老人，他问我，"阿司匹林究竟该什么时间服用呢？"他说，看到节目里的专家们各有各的说法，有的说饭前吃，有的说饭后吃，有的说该早上吃，有的说该晚上吃，到底该什么时候吃呢？你们医生能不能给个统一的说法？既然这样，本篇就来聊一聊到底"阿司匹林应该什么时候吃"。

市面上有很多不同的阿司匹林片，比如，普通阿司匹林片、阿司匹林泡腾片、阿司匹林肠溶制剂等。阿司匹林的不同剂型，导致了药物在体内的代谢过程的不同。一般来讲，我们把阿司匹林分为肠溶制剂和非肠溶制剂，这些在药品包装盒上都有注明。肠溶阿司匹林就是肠溶制剂，而普通阿司匹林片、阿司匹林泡腾片属于非肠溶制剂。那么，肠溶制剂和非肠溶制剂有什么特点呢？这跟服药时间又有什么关系呢？

先来看非肠溶制剂，这类药物的特点就是药品直接裸露在外，吞服或者泡水喝下之后，药物到了胃里就开始被吸收。可是，大家知道，阿司匹林药物本身会刺激胃黏膜，导致有些人服药后会感觉胃部不舒服。说到这里，你应该能想到，阿司匹林非肠溶制剂，应该在饭后服用，有食物垫底，可以减少阿司匹林刺激胃肠道的不良作用。

再来看看肠溶制剂，这类药物特点就是药片表面有一层可以抵御胃酸的保护层，这就像是给阿司匹林普通片穿了一件"防护服"，使肠溶制剂不会在胃内溶解，只有当药物从胃部进入肠道的碱性环境时，才开始溶解。

这种剂型能够减少阿司匹林对胃部的直接刺激，更适用于那些服用阿司匹林容易出现胃部不良反应的患者。但是，在服用肠溶制剂时，要减少药片在胃部的停留时间，让它尽快进入肠道。所以，肠溶制剂应该空腹服用。

如果饭后服用的话，食物可使胃部酸度降低，同时，肠溶片在胃部停留时间延长，肠溶的"防护服"可能在胃部就溶解了，发生在胃里的不良反应就又出来了。

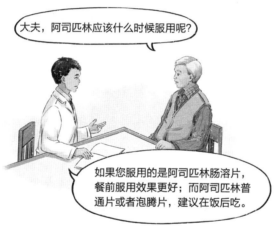

阿司匹林的服药时间

健哥说

阿司匹林到底该什么时候吃呢？

首先，如果你服用的是阿司匹林肠溶片，餐前服用效果更好。

其次，如果你服用的是阿司匹林普通片或者泡腾片，应该饭后吃。另外，泡腾片应当温水溶解后服用，不可直接口服。

对于冠心病患者来说，我们建议阿司匹林一般是早上服用，考虑不同的剂型，可以在早餐前或者是早餐后服用。

小暑时节要注意养心

"小暑大暑，上蒸下煮"，到了二十四节气里的小暑，也意味着夏季正式开始了，朋友们，你做好迎接酷暑的准备了吗？

夏日炎炎，用"四个火"也不足以形容其中的炎热。气温升高，出汗过多，会导致血液浓缩、心率加快、血压升高，心脏负担加重，严重时甚至可能诱发心绞痛。特别是体型肥胖，以及患有高血压、高脂血症、糖尿病或冠心病的人群，就更是高危人群，因此，在夏季这些患者要注意"养心"。

"心"要怎么"养"呢？我给大家总结了四个词，简单好记，容易操作。

第一个 • "药不能停"！

有高血压、高脂血症、糖尿病或冠心病的患者，应该规律服药，努力控制好血压、血脂、血糖这些指标，这是"养心"的重要基础。

第二个 • "盐要减量"！

首要是控制盐分。我们建议大家每天最多吃 6g 盐。怎么称这个重量？差不多就是一个啤酒瓶盖能装的那么多，当然，也可以用专用"限盐勺"来精确地控制盐的入量。另外，就是营养搭配。天热可能导致食欲不佳，但最好不要用辛辣味道来提升口感，进食以"清淡而富有营养"的食物为宜。

第三个 ● "戒烟限酒"！

健康的生活方式是预防心脏疾患的前提。我们特别提醒大家，建议你"戒烟限酒"。但是，的确有患者朋友跟我说："刘大夫，不抽烟不喝酒，我活着都没有乐趣了！"其实啊，"小酌怡情，暴饮伤身"。烟酒带来的快感只能持续一时，自律而健康的生活，才能给我们注入持续的活力！

第四个 ● "动静结合"！

不能因为害怕发病，就"大门不出二门不迈"。"动"是大家应该保持的必要锻炼。我们建议避开早晨时的血压高峰时段，以及炎热的中午时间，挑选适合自己的运动方式，只要你不觉得气短、疲惫，就可以进行。暑热天气令人烦躁，情绪波动会影响心脏健康。"静"是建议大家"平心静气"，所谓"心静，自然凉"。保证夜间睡眠，适当午休，规律作息，这样的生活状态，既可以缓解疲劳，又能安定情绪。另外，也要尽量避免使用空调，特别是老人，倘若贪恋空调房，温差过大也可能诱发心脏不适。

小暑时节如何"养心"？夏季高温可诱发心脏疾病，高危人群更要注意"养心"。建议千万不能中断基础疾病的药物治疗，注意控制食盐量、戒烟限酒，保持运动和良好的心态。

冬天来了，预防心梗做好这五点

一到"立冬"节气，大家一定会想到吃饺子，这也标志着冬季的开始。很多人都听说过，冬季是心肌梗死高发的"魔鬼季节"，我们来聊聊寒冷的冬季，该如何预防急性心肌梗死。

关于寒冷天气与心肌梗死的关系，2018 年在《美国医学会杂志》的子刊发表了一项研究，其结果发现在众多的天气参数中，寒冷、风大和日照时间缩短会增加心肌梗死的风险，其中，气温对心肌梗死的影响最为明显。在 0℃以下时，心肌梗死的发生率较高；当温度升至 3 ~ 4℃以上时，心梗发生率开始下降；气温每升高 7.4℃，心梗风险降低 2.8%。

在寒冷的环境里，人体会做出一系列生理性的调整来维持体温，比如：心率加快，血压升高，心脏需要更用力地泵血，更容易发生凝血等。上述调整对普通人没有什么影响，但是，对于心脏病患者来说，可能增加心脏的负担，也可能会诱发急性心肌梗死。另外，当气候温暖而阳光充足时，人们情绪也很好，而在寒冷和大风的时候，人们会感受到更多的情绪压力，这也可能引起心脏病发作。

天气凉了，很多人都知道要加条秋裤，正所谓"谁冷谁知道"。但是，如果你是心脏病患者，需要注意的就更多了，我总结了以下五点建议。

第一点 极寒天气少出门。建议大家关注靠谱的天气预报，在寒冷的天气要减少出门。如果必须外出，就得穿得暖和一些，遮住头和手，穿上暖和的袜子和鞋子。

第二点 天气太冷别逞强。下雪后，很多人会用雪铲来铲雪；在寒冷天气里，提着重物行走；汽车熄火了帮忙推车，等等。大家可能认为，这些行动不需要很用力，但是，却很可能会诱发心绞痛、心肌梗死、心力衰竭，甚至引发猝死。心脏病患者应该避免这些活动。

第三点 过热出汗要当心。如果穿得很暖和，在室外锻炼出汗了，这时候也需要小心，因为过热会导致血管突然扩张，可能引发低血压。如果在寒冷的环境里发现自己出汗了，这就是过热的信号，应该马上停止运动，回到室内。

第四点 伤风感冒也"伤心"。流感等引起的呼吸道感染容易导致心肌梗死，研究表明，在呼吸道感染7天后，心梗发生概率增加了6倍。预防方面，如果有条件，可以接种流感疫苗；另外，注意保暖，勤洗手，少去人多的地方也能减少感冒的概率。

第五点 出门之前禁饮酒。酒精会扩张皮肤的血管，让你感到温暖，但实际上会使你身体重要器官的热量减少，因此，在出门前要避免饮酒。

> **健哥说**
>
> 冬季是心肌梗死多发的季节，我国北方寒冷地区也是心血管疾病的高发区。要在寒冷的天气里预防心肌梗死的发生，就要注意"避免长时间受寒；不要过度用力；运动出汗及时回到室内；预防感冒；出门之前避免喝酒"等。

神奇的阿司匹林——从柳树皮到百年老药

阿司匹林，可以说是全世界家喻户晓的药物，至今已度过百年时光，本篇讲讲这个"百年老药"的故事。

故事要从 3 500 年前说起。那时候，在两河流域，繁衍生息的苏美尔人知道，柳树皮可以治疗发烧和缓解疼痛，后来，这个方法从一本古老的纸草书，流传到著名的希腊医生——希波克拉底的著作中，使得罗马和阿拉伯人懂得了柳树皮能退烧、止痛，这大概是公元前 5 世纪的事情。

时光流转至 18 世纪，英国皇家学会的科学家偶然了解到，柳树皮具有治疗发烧的作用，他们就深入地研究，到底柳树皮的什么成分在起作用呢？水杨酸，就这样被发现了。

科学家们随后研制出了水杨酸制品，主要用来止痛、退烧，但是，它的胃部不适的副作用实在令人难以接受。终于到了 1852 年，法国化学家格哈特合成了让副作用大大降低的乙酰水杨酸，可是，当时的药品性能并不稳定。

同期，不少科学家也在做类似的研究，直到 1897 年，好运降临到德国科学家霍夫曼的头上，他发现了制备乙酰水杨酸更好的方法，这个产品以"阿司匹林"为名，在 1899 年开始销售，换了名字的乙酰水杨酸就此改变了命运。

在 20 世纪初期，阿司匹林主要被用于减少疼痛、退烧和对抗炎症。1918 年，世界性的流感大暴发，以及随后在一战和二战中的广泛应用，让阿司匹林彻底"红"了！

阿司匹林不仅在 1950 年以销量最高的药品入选《吉尼斯世界纪录》，还被美国航天员阿姆斯特朗带上了月球。随后，它的传奇继续上演，1971 年，英国药理学家范恩发现了阿司匹林具有抗血小板的作用，为阿司匹林迈入心血管领域打开了一扇大门，范恩也因为这个贡献最终获得了诺贝尔生理学或医学奖。

早在 1950 年，美国私人医生克雷文就发现阿司匹林具有预防心肌梗死的作用，但是，因为他的论文缺乏对照组的数据而被忽视，随后四十年，先后发表的几个大型临床研究的结果，证实了阿司匹林对于心肌梗死和脑卒中都有预防作用，从此，阿司匹林作为预防心脑血管疾病的药物挽救了无数患者的生命。

我们横跨 35 个世纪的历史，重温了阿司匹林的传奇故事。它从柳树皮而来，为止痛退烧而生，以预防心脑血管病而闻名的艰难却辉煌的历程，凝聚了一代代科学家的智慧与心血，体现了人类探寻科学、真理的执着与坚韧！然而，阿司匹林的传奇还在延续，阿司匹林具有抗癌、抗高血压等作用也逐步被发现，我们将继续见证阿司匹林，这个"百年老药"书写更多的传奇故事。

延展阅读

阿司匹林编年史

公元前 1934 年	最早记载柳树皮的止痛作用。
1763 年	首次使用柳树皮治疗发烧。

1838年	首次从柳树皮分离出主要活性成分水杨酸。
1852年	首次人工合成乙酰水杨酸。
1897年	德国科学家霍夫曼发明了阿司匹林。
1918年	世界范围大流感扩大了阿司匹林的使用。
1950年	首次记载阿司匹林对心肌梗死的一级预防作用。
1969年	阿姆斯特朗携带阿司匹林登上月球。
1971年	英国药理学家约翰罗伯特范恩发现阿司匹林可以预防血小板凝结,预防血栓;可以抑制前列腺素合成从而止痛消炎。
1978年	发现阿司匹林对脑卒中的二级预防作用。
1982年	因发表了阿司匹林以及其他非甾体类抗炎的作用机制,约翰·罗伯特·范恩获得诺贝尔奖。
1988年	里程碑研究(ISIS-2)证实阿司匹林对心肌梗死的二级预防作用。

至今,阿司匹林确切的药效作用包括:解热、镇痛、抗炎、抗风湿、预防心肌梗死、预防脑卒中。

有关阿司匹林其他临床应用的研究仍然在继续。

别再做"沙发土豆"了

上班坐一天、下班后往沙发上一躺,看电视、刷手机,这种久坐行为就是典型的"沙发土豆"。像"沙发土豆"这样缺乏体力活动的人,在全球成人中每4人就有1人,而且,在青少年中更有4/5缺乏足够的体力活动。2018 年美国权威医学期刊《美国心脏病学会杂志》特别刊发了系列文章，指出适宜的体力活动是降低全球死亡率的重要可改善因素之一。

我国国家体育总局将"运动不足"定义为：每周参加中等强度锻炼不足 3 次，每次不足 30 分钟。调查显示，我国 18 岁以上成年人中，只有 16% 参与体育锻炼，其中 70% 每周运动时间不超过 90 分钟；而每天的久坐行为总时间却达到了 3.5 小时。

新发表的文章指出，运动不足不仅会让你觉得衣服一天天地变紧，还会增加八种疾病的风险，包括：癌症、心血管病、心力衰竭、骨质疏松、脑卒中、高血压、糖尿病和肥胖。与保持一定体力活动者相比，"沙发土豆"们的死亡风险预计增加 20% ~ 30%。2012 年的一项研究发现，运动不足导致了全球 9% 的过早死亡，增加了 6% 的冠心病、7% 的 2 型糖尿病、10% 的乳腺癌和结肠癌患者。

我们在此呼吁："沙发土豆"们，别窝在沙发里了！要知道，与不运动的人相比，经常运动者患心脏疾病的概率降低了 40%，而且，不论男女老少，都可从运动中获益。

为了促进心脏健康，目前指南建议，普通成年人每周至少进行 150 分钟的中等强度的有氧运动[1]或者 75 分钟的高强度的有氧运动。即使是冠心病患者，也应该有目的、有计划地进行适度运动，这样，可以改善心脏功能，还可以降低再住院率和死亡率。

大家可以设置一个力所能及的运动目标，利用手机软件自我监测运动的强度和频率，还可以把运动融入到日常生活中，比如，做家务、上下班步行或骑自行车、站立办公、爬楼梯代替坐电梯，等等。

注：1. 中等强度的有氧运动：当你在运动时还可以保持正常的谈话速度，但不能唱歌，定义为中等强度有氧运动。运动时心率约为最大心率（220- 年龄）的 60% ~ 70%。

对于冠心病患者来说，则可以根据自身情况选择步行、游泳、骑自行车或慢跑等运动形式，每次运动前后都应该有热身和放松运动。

健哥说

全球成人中有 1/4 运动不足，而运动不足将导致癌症、心血管病、心力衰竭等八种疾病，生命确实在于运动！不论是健康成年人还是冠心病患者，适度规律的运动不仅可降低心脏病风险，还可降低死亡率。让我们离开沙发，动起来吧！

心脏病患者该不该吃辅酶 Q10

最近，不少心脏病患者问我，想让心脏功能更好，是不是应该吃点辅酶 Q10？在回答问题之前，我问问你，你知道什么是辅酶 Q10 吗？

辅酶 Q10，是人体里的一种维生素样物质，又称泛醌（kūn）。辅酶 Q10 参与细胞的有氧呼吸，以三磷酸腺苷（ATP）的形式产生能量，人体 95% 的能量是通过这种方式而产生的。因此，在能量要求高的器官，如心脏、肝脏和肾脏中含量较高。

另外，辅酶 Q10 作为一种抗氧化剂，可以保护细胞免受损害，并在新陈代谢中发挥重要作用。正常人体中辅酶 Q10 的含量足够多，但是，随着年龄增加其含量也在减少，某些疾病状态也会进一步降低辅酶 Q10 的水平。

食物中也含有辅酶 Q10，比如深海鱼中的枪鱼、鲑鱼、沙丁鱼，以及植物油和肉类。

既往有研究显示，辅酶 Q10 对健康人和心衰患者的作用不明显，所以，2013 年的美国指南并不推荐辅酶 Q10 用于心衰的治疗。但是，

2014年发表的一项研究，针对420名慢性心衰患者为期两年的前瞻性研究发现，与安慰剂相比，每日服用辅酶Q10的患者，其心血管和全因死亡率显著降低44%，住院率和心血管事件也有所下降。

最近，还有研究发现，辅酶Q10含量还可以作为预测心衰患者住院死亡率的独立因子，临床结局不良的心脏病患者与幸存者相比，其辅酶Q10的含量较低。还有研究指出，糖尿病患者辅助应用辅酶Q10，对症状的控制有更好的效果。

那么，服用辅酶Q10有什么副作用呢？大多研究结果显示，人体对于辅酶Q10的耐受性比较好，严重的不良反应较少。常见的不良反应有腹泻、恶心、胃部灼热感等。但是，我们需要提醒各位朋友，辅酶Q10是一种脂溶性物质，饭后服用，可以提高其吸收率，也可以减轻或者避免出现消化系统不良反应。另外，市面上销售的辅酶Q10种类很多，如果大家需要服用，建议到医院请医生评估并处方具有药品资质的辅酶Q10。

上面概述了辅酶Q10对人体的作用，补充辅酶Q10对一些疾病的影响，以及辅酶Q10的安全性。虽然辅酶Q10的研究仍待进一步完善，但初步研究提示，辅酶Q10作为辅助用药对心衰患者和糖尿病患者具有一定的益处。

这里也要提醒大家，辅助治疗不能代替常规药物治疗，患病后首先应按照医嘱用药，如需要服用辅酶Q10，也应该选择药品辅酶Q10，帮助更好地控制病情。

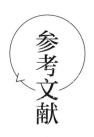

第一章

1. 中华预防医学会，中华预防医学会心脏病预防与控制专业委员会，中华医学会糖尿病学分会，等. 中国健康生活方式预防心血管代谢疾病指南. 中国循环杂志. 2020，35（3）：209-230.

2. Lu J, Lu Y, Yang H, et al. Characteristics of High Cardiovascular Risk in 1.7 Million Chinese Adults. Ann Intern Med, 2019 Mar 5, 170(5): 298-308.

3. 中国心血管病风险评估和管理指南编写联合委员会，中国心血管病风险评估和管理指南，中国循环杂志，2019，34（1）：4-28.

4. Lett HS, Blumenthal JA, Babyak MA, et al. Depression as a risk factor for coronary artery disease: evidence, mechanisms, and treatment. Psychosom Med, 2004; 66(3):305-315.

5. Huang YQ, Wang Y, Wang H, et al. Prevalence of mental disorders in China: a cross-sectional epidemiological study. Lancet Psychiatry, 2019, 6(3): 211-224.

第二章

1. Heart Disease and Stroke Statistics 2018 Update: A Report From the American Heart Association. Circulation, 2018 Mar 20; 137(12): e67-e492.

2. 中华医学会心血管病学分会介入心脏病学组，中华医学会心血管病学分会动脉粥样硬化与冠心病学组，中国医师协会心血管内科医师分会血栓防治专业委员会. 稳定性冠心病诊断与治疗指南. 中华心血管病杂志，2018，46（9）：680-694.

3. Sundström J, Hedberg J, Thuresson M, et al. Low-Dose Aspirin Discontinuation and Risk of

Cardiovascular Events: A Swedish Nationwide, Population-Based Cohort Study. Circulation, 2017 Sep 26; 136(13): 1183-1192.

4. 中华医学会老年医学分会. 阿司匹林在动脉粥样硬化性心血管疾病中的临床应用：中国专家共识（2016）. 中华内科杂志，2017，56（1）：68-80.

5. 中国老年学学会心脑血管病专业委员会，中国康复学会心血管病专业委员会，中国医师协会循证医学专业委员会. 阿司匹林抗栓治疗临床手册. 中华全科医师杂志，2015，14（12）：908-917.

6. 心血管疾病营养处方专家共识. 中国循环杂志，2014，29（11）：124-130.

7. 中国营养学会. 中国居民膳食指南2016. 北京：人民卫生出版社，2016.

8. 高超，王竹，刘阳等. 我国预包装食品中脂肪含量状况监测和评估. 中国健康教育，2017，33（6）：483-486，495.

9. 中华医学会风湿病学分会. 2016中国痛风诊疗指南. 中华内科杂志，2016，55（11）：892-899.

10. 中国医师协会肾脏内科医师分会. 中国肾脏疾病高尿酸血症诊治的实践指南（2017版）. 中华医学杂志，2017，97（25）：1927-1936.

11. 黎国兴，李骊华. 甲状腺功能亢进与心房颤动相关性的研究进展. 西部医学，2017，29（7）：1023-1027.

12. 于楠，高莹，龚艳君等. 甲状腺功能与冠心病及其严重程度的相关性研究. 中国介入心脏病学杂志，2017，25（12）：671-676.

第三章

1. 2016中国心肺复苏专家共识. 中华危重病急救医学，2016，28（12）：1059-1079.

2. Resuscitation Education Science: Educational Strategies to Improve Outcomes From Cardiac Arrest: A Scientific Statement From the American Heart Association, https://doi.org/10.1161/CIR.0000000000000583, Circulation, 2018; CIR.0000000000000583, Originally published June 21, 2018 Aug 7, 138(6): e82-e122.

3. 郭继鸿. 中国心脏性猝死现状与防治. 中国循环杂志，2013，28（5）：824-827.

4. Marijon E, Uy-Evanado A, Dumas F, et al. Warning Symptoms Are Associated With Survival From Sudden Cardiac Arrest. Ann Intern Med, 2016; 164(1): 23-29.

5. 中华医学会心血管病学分会，中华心血管病杂志编辑委员会. 急性ST段抬高型心肌梗死诊断和治疗指南. 中华心血管病杂志，2010，38（8）：675-690.

6. 郭路芬，彭亚光，李庆祥等. 急性心肌梗死发病至就诊时间与预后的关系. 中华心血管病杂志，2007，35（1）：40-43.

7. John JR, JAMES A F. Pathophysiologic Basis of Hibernating Myocardium. Clinical Nuclear Cardiology (4th Edition), 2010, Chapter 36, P 577.

8. 颜红兵，向定成，刘红梅等. ST 段抬高型急性心肌梗死院前溶栓中国专家共识. 中国介入心脏病学杂志，2018，26（4）：181-190.

9. 王硕仁，刘红旭，赵冬. 北京地区 1242 例急性心肌梗死患者住院治疗状况调查. 中华流行病学杂志，2006，27（11）：991-995.

10. 赵阳，李建瑞，王利伟等. 北京市朝阳区成人打鼾及阻塞性睡眠呼吸暂停低通气综合征流行病学调查. 中国医药导报，2013，10（27）：108-111.

11. Curta A, et al. SSQ02-09. Presented at: Radiological Society of North America 104th Scientific Assembly and Annual Meeting; Nov. 25-30, 2018, Chicago. Snoring, sleep apnea affect cardiac function earlier in women.

12. Xie D, Li W, Wang Y, et al. Sleep duration, snoring habits and risk of acute myocardial infarction in China population: results of the INTERHEART study. BMC Public Health, 2014, 14: 531.

13. 中华医学会，中华医学会杂志社，中华医学会全科医学分会等. 成人阻塞性睡眠呼吸暂停基层诊疗指南（实践版 2018）. 中华全科医师杂志，2019，1（18）：30-35.

14. Simou E, Britton J, Leonardi-Bee J. Alcohol and the risk of sleep apnoea: a systematic review and meta-analysis. Sleep Med, 2018, 42: 38-46.

15. Maroko PR, Kjekshus JK, Sobel BE, et al. Factors influencing infarct size following experimental coronary artery occlusions. Circulation, 1971, 43(1): 67-82.

16. Dalen JE, Gore JM, Braunwald E, et al. Six- and twelve-month follow-up of the phase I Thrombolysis in Myocardial Infarction (TIMI) trial [published correction appears in Am J Cardiol 1988 Nov 15; 62(16):1151]. Am J Cardiol, 1988, 62(4): 179-185.

17. Mozaffarian D, Benjamin EJ, Go AS, et al. Heart disease and stroke statistics—2015 update: a report from the American Heart Association [published correction appears in Circulation. 2015 Jun 16, 131(24):e535] [published correction appears in Circulation. 2016 Feb 23, 133(8): e417]. Circulation, 2015, 131(4): e29-e322.

18. Witte DR, Bots ML, Hoes AW, et al. Cardiovascular mortality in Dutch men during 1996 European football championship: longitudinal population study. BMJ, 2000,

321(7276):1552-1554.

19. Berthier F, Boulay F. Lower myocardial infarction mortality in French men the day France won the 1998 World Cup of football. Heart, 2003, 89(5): 555-556.

20. 曹秋野, 李宗浩, 安佰京. 公众对 AED 使用认知度调查. 中国急救复苏与灾害医学杂志, 2017, 12（1）: 6-8.

21. 祁春雷, 戴燕, 杨鑫泉等. 浅谈 Takotsubo 综合征. 中华内科杂志, 2018, 57（1）: 65-68.

第四章

1. 王耕, 李立明, 胡永华等. 上海市社区人群高血压危险因素聚集与患病关系的研究. 中华流行病学杂志, 2013, 34（4）: 307-310.

2. 《中国高血压防治指南》修订委员会. 中国高血压防治指南（2018 年修订版）. 心脑血管病防治, 2019, 19（1）: 1-44.

3. 国家基层高血压防治管理指南. 中国循环杂志, 2017, 32（11）: 1041-1048.

4. 中国高血压患者教育指南. 中国医学前沿杂志（电子版）, 2014, 6（3）: 78-110.

5. 中国血压测量指南. 中华高血压杂志, 2011, 19（12）: 1101-1115.

6. 孟文文, 赵婷, 皮红英. 北京市门诊高血压患者家庭自测血压的现况调查及其影响因素. 中国临床保健杂志, 2017, 20（2）: 173-176.

7. 2018 中国高血压防治指南（征求意见稿）. 中华医学信息导报, 2018, 33（19）: 20.

8. 戴伦. 解读 2018 中国高血压新版指南, 看防治新趋势. 医师在线, 2018,（29）: 18-19.

9. Wang Z, Chen Z, Zhang L, et al. Status of Hypertension in China: Results From the China Hypertension Survey, 2012—2015. Circulation, 2018, 137(22): 2344-2356.

10. Vaduganathan M, Pareek M, Qamar A,et al. Baseline blood pressure, the 2017 ACC/AHA high blood pressure guidelines, and long-term cardiovascular risk in SPRINT. Am J Med, 2018,S0002-9343(18)30097-30094.

11. 王兆丰, 赵昕, 杨晓旭等. 运动对高血压前期患者心血管事件临床影响研究. 临床军医杂志, 2018, 46（5）: 514-518.

12. 郭艺芳, 刘琪. 心血管病学进展, 2011, 32（1）: 36-38.

13. Wang JG, Staessen JA, Gong L, et al. Chinese trial on isolated systolic hypertension in the

elderly. Systolic Hypertension in China (Syst-China) Collaborative Group. Arch Intern Med, 2000, 160(2): 211-220.

14. 中国老年学和老年医学学会心脑血管病专业委员会，中国医师协会心血管内科医师分会. 老年高血压的诊断与治疗中国专家共识（2017 版）. 中华内科杂志，2017, 56（11）: 885-893.

15. 中国心血管病报告编写组.《中国心血管病报告 2017》概要. 中国循环杂志，2018, 33（1）: 1-8.

16. Millar-Craig MW, Bishop CN, Raftery EB. Circadian variation of blood-pressure. Lancet, 1978, 1(8068): 795-797.

17. TeMorenga LA, Howatson AJ, Jones RM, et al. Dietary sugarsand cardiometabolic risk: systematic review andmeta-analyses of randomized controlled trials of the effectson blood pressure and lipids. Am J ClinNutr, 2014, 100(1):65-79.

18. Yang Q, Zhang Z, Gregg EW, et al. Added sugar intake and cardiovascular diseases mortality among US adults. JAMA Intern Med, 2014, 174(4): 516-524.

19. World Health Organisation. Guideline: Sugars Intake forAdults and Children. Geneva: World Health Organization, 2015.

20. 侯琳琳，张雪松等. 超市常见含糖预包装食品中糖含量分析. 卫生研究，2017, 46（3）: 416-423.

21. American Heart Association Joint Hypertension 2018 Scientific Sessions (HYP): Poster 351. Presented September 8, 2018.

22. 中国医师协会高血压专业委员会等. 家庭血压监测中国专家共识. 中华高血压杂志，20（6）: 525-529.

23. 李小鹰. 老年医学进展（2014）. 北京：人民卫生出版社，2014.

24. 孙志干，王东. 心血管疾病患者拔牙问题的临床研究. 医药前沿，2015, 5（31）: 91-92.

第五章

1. Keymeulen B, Vandemeulebroucke E, Ziegler AG, et al. Insulin needs after CD3-antibody therapy in new-onset type 1 diabetes. N Engl J Med, 2005 Jun 23, 352(25):2598-2608.

2. Meng L, Wang HY, Ding WH, et al. Abnormal glucose regulation in Chinese patients with

coronary artery disease: A cross-sectional study [published correction appears in Medicine (Baltimore). 2018 Feb, 97(8): e0024]. Medicine (Baltimore), 2017, 96(52): e9514.

3. Mannucci E, Dicembrini I, et al. Is Glucose Control Important for Prevention of Cardiovascular Disease in Diabetes? Diabetes Care, 2013 Aug, 36(Suppl 2): S259-S263.

4. Petursson P, Herlitz J, Lindqvist J, et al. Prevalence and severity of abnormal glucose regulation and its relation to long-term prognosis after coronary artery bypass grafting. Coron Artery Dis, 2013, 24(7): 577-582.

5. 中华医学会心血管病学分会介入心脏病学组等. 稳定性冠心病诊断与治疗指南. 中华心血管病杂志, 2018, 46（9）: 680-694.

6. 国家卫生计生委合理用药专家委员会, 中国药师协会. 冠心病合理用药指南（第 2 版）. 中国医学前沿杂志（电子版）, 2018, 10（6）: 1-130.

7. 中国内分泌相关专家小组. 2 型糖尿病合并动脉粥样硬化性心血管疾病患者降糖药物应用专家共识. 中国糖尿病杂志, 2017, 25（6）: 481-492.

8. 中华医学会糖尿病学分会. 中国 2 型糖尿病防治指南（2013 年版）. 中华糖尿病杂志, 2014, 6（7）: 447-498.

9. 中华医学会糖尿病学分会, 中华医学会感染病学分会, 中华医学会组织修复与再生分会. 中国糖尿病足防治指南（2019 版）（I）. 中华糖尿病杂志, 2019, 11（2）: 92-108.

10. 中华医学会内分泌学分会. 中国糖尿病患者低血糖管理的专家共识. 中华内分泌代谢杂志, 2012, 28（8）: 619-623.

11. 黄济华, 梁瑜祯. 识别及处置糖尿病并发低血糖的"窍门". 中华内科杂志, 2016, 55（12）: 959-961.

12. 中华医学会糖尿病学分会. 中国 2 型糖尿病防治指南（2017 年版）. 中国实用内科杂志, 2018, 38（4）: 292-344.

13. 中国营养学会糖尿病营养工作组.《中国 2 型糖尿病膳食指南》及解读. 营养学报, 2017, 39（6）: 521-529.

14. Du H, Li L, Benett D, et al. Fresh fruit consumption in relation to incident diabetes and diabetic vascular complications: A 7-y prospective study of 0.5 million Chinese adults. PLoS Med, 2017 Apr 11, 14(4): e1002279.

15. 中华医学会糖尿病学分会. 2009 年版中国 2 型糖尿病防治指南（科普版）.

第六章

1. 中国成人血脂异常防治指南修订联合委员会. 中国成人血脂异常防治指南（2016 年修订版）. 中华心血管病杂志, 2016, 44（10）: 833-853.

2. 陈伟伟, 高润霖, 刘力生.《中国心血管病报告 2017》概要. 中国循环杂志, 2018, 33（1）: 1-8.

3. 赵水平.《中国成人血脂异常防治指南（2016 年修订版）》要点与解读. 中华心血管病杂志, 2016, 44（10）: 827-829.

4. 中国成人血脂异常防治指南修订联合委员会. 中国成人血脂异常防治指南（2016 年修订版）. 中华心血管病杂志, 2016, 44（10）: 833-853.

5. 中国心血管病报告编写组.《中国心血管病报告 2017》概要. 中国循环志, 2018, 33（1）: 1-8.

6. 中华医学会心血管病学分会预防学组. 动脉粥样硬化患者甘油三酯升高的管理中国专家共识. 中华全科医学, 2019, 17（5）: 709-713.

7. Mach F, Ray KK, Wiklund O, et al. Adverse effects of statin therapy: perception vs. the evidence - focus on glucose homeostasis, cognitive, renal and hepatic function, haemorrhagic stroke and cataract. Eur Heart J, 2018, 39(27): 2526-2539.

8. 李小刚. 老年颈动脉粥样硬化和狭窄患者的管理. 中华老年心脑血管病杂志, 2018, 20（2）: 113-116.

9. 中华医学会神经病学分会. 中国头颈部动脉粥样硬化诊治共识. 中华神经科杂志, 2017, 50（8）: 572-578.

10. 王昕宇, 王真真等. 关于踝泵运动在预防深静脉血栓形成中的研究进展. 血管与腔内血管外科杂志, 2017, 3（5）: 972-974.

11. 中华医学会外科学分会血管外科学组. 深静脉血栓形成的诊断和治疗指南（第三版）. 中国血管外科杂志（电子版）, 2017, 9（4）: 250-257.

第七章

1. 中华医学会心血管病学分会介入心脏病学组, 中国医师协会心血管内科医师分会血栓防治专业委员会, 中华心血管病杂志编辑委员会. 中国经皮冠状动脉介入治疗指南（2016）. 中华心血管病杂志, 2016, 44（5）: 382-400.

2. 金辰，杨跃进. 经桡动脉与经股动脉路径进行冠状动脉介入治疗院内费用和预后差异的研究进展. 中国循环杂志，2017，32（3）：292-294.

3. Afshar AE, Parikh PB. Prevention of Contrast and Radiation Injury During Coronary Angiography and Percutaneous Coronary Intervention. Curr Treat Options Cardiovasc Med, 2018, 20(4): 32. Published 2018 Mar 22.

4. ICRP. The 2007 Recommendation of the International Commission on Radiological Protection=. ICRP Publication 103.Oxford: Pergamon press, 2008.

5. 刘伟宾，黄连军，郭久芳等. 心血管疾病患者在介入诊疗过程中辐射剂量分析. 介入放射学杂志，2014，23（11）：941-944.

6. 宋福祥，刘智慧. 放射性介入操作中患者和工作人员辐射剂量及健康危险. 医学综述，2008，14（24）：3797-3800.

7. Aurelio A, Durante A. Contrast-induced nephropathy in percutaneous coronary interventions: pathogenesis, risk factors, outcome, prevention and treatment. Cardiology, 2014, 128(1): 62-72.

8. 中华医学会放射学分会对比剂安全使用工作组. 碘对比剂使用指南（第2版）. 中华放射学杂志，2013，47（10）：869-872.

9. 中华医学会心血管病学分会预防学组，中国康复医学会心血管病专业委员会. 冠心病患者运动治疗中国专家共识. 中华心血管病杂志，2015，43（7）：575-588.

10. van Dijk MR, Utens EM, Dulfer K, et al. Depression and anxiety symptoms as predictors of mortality in PCI patients at 10 years of follow-up. Eur J Prev Cardiol, 2016, 23(5): 552-558.

11. Gu G, Zhou Y, Zhang Y, et al. Increased prevalence of anxiety and depression symptoms in patients with coronary artery disease before and after percutaneous coronary intervention treatment. BMC Psychiatry, 2016, 16: 259. Published 2016 Jul 22.

12. Furuya RK, Costa Ede C, Coelho M, et al. Ansiedade e depressão entre homens e mulheres submetidos à intervenção coronária percutânea [Anxiety and depression among men and women who underwent percutaneous coronary intervention]. Rev Esc Enferm USP, 2013, 47(6): 1333-1337.

13. 急性冠状动脉综合征抗栓治疗合并出血防治多学科专家共识组. 急性冠状动脉综合征抗栓治疗合并出血防治多学科专家共识. 中华内科杂志，2016，55（10）：813-824.

14. 中华医学会心血管病学分会，中国康复医学会心血管病专业委员会等. 冠心病康复与二级预防中国专家共识. 中华心血管病杂志，2013，41（4）：267-276.

15. Muller JE. Triggering of cardiac events by sexual activity: findings from a case-crossover analysis. Am J Cardiol, 2000, 86(2A): 14F-18F.

16. Kalin R, Stanton MS. Current clinical issues for MRI scanning of pacemaker and defibrillator patients. Pacing Clin Electrophysiol, 2005, 28(4): 326-328.

17. Levine GN, Gomes AS, Arai AE, et al. Safety of magnetic resonance imaging in patients with cardiovascular devices: an American Heart Association scientific statement from the Committee on Diagnostic and Interventional Cardiac Catheterization, Council on Clinical Cardiology, and the Council on Cardiovascular Radiology and Intervention: endorsed by the American College of Cardiology Foundation, the North American Society for Cardiac Imaging, and the Society for Cardiovascular Magnetic Resonance. Circulation, 2007, 116(24): 2878-2891.

18. American College of Cardiology Foundation Task Force on Expert Consensus Documents, Hundley WG, Bluemke DA, et al. ACCF/ACR/AHA/NASCI/SCMR 2010 expert consensus document on cardiovascular magnetic resonance: a report of the American College of Cardiology Foundation Task Force on Expert Consensus Documents. J Am Coll Cardiol, 2010, 55(23): 2614-2662.

19. 中华医学会放射学分会质量管理与安全管理学组，中华医学会放射学分会磁共振成像学组. 磁共振成像安全管理中国专家共识. 中华放射学杂志，2017，51（10）：725-731.

第八章

1. 马长生. 房颤的流行病学进展. 医学与哲学，2016，11（37）11B：8-9.

2. 中华医学会心电生理和起搏分会，中国医师协会心律学专业委员会心房颤动防治专家工作委员会. 心房颤动：目前的认识和治疗建议 -2015. 中华心律失常杂志，2015，10（19）5:321-384.

3. 黄从新，张澍，黄德嘉等. 心房颤动：目前的认识和治疗建议（2018）. 中华心律失常学杂志，2018，22（4）：279-346.

4. 董敏，邹彤，杨杰孚. 老年患者心房颤动的抗凝治疗. 中国介入心脏病学杂志，2017，25（7）：403-409.

5. Du X, Guo L, He X, et al. A comparison of the real world effectiveness of catheter ablation and drug therapy in atrial fibrillation patients in a Chinese setting. BMC Cardiovasc Disord, 2017,17(1):204. Published 2017 Jul 27.

6. 中华医学会心电生理和起搏分会，中国医师协会心律学专业委员会. 室性心律失常中国专家共识. 中华心律失常学杂志，2016，20（4）：279-326.

7. 张澍，华伟，黄德嘉等. 植入性心脏起搏器治疗：目前认识和建议（2010年修订版）. 中华心律失常学杂志，2010，14（4）：245-259.

8. 中华医学会心血管病学分会，中国老年学学会心脑血管病专业委员会. 华法林抗凝治疗的中国专家共识. 中华内科杂志，2013，52（1）：76-82.

9. 中国医师协会呼吸医师分会，中国医师协会急诊医师分会. 普通感冒规范诊治的专家共识. 中华内科杂志，2012，51（4）：330-333.

10. 中华医学会心血管病学分会精准医学学组，中华心血管病杂志编辑委员会，成人暴发性心肌炎工作组. 成人暴发性心肌炎诊断和治疗中国专家共识. 中华心血管病杂志，2017，45（9）：742-752.

11. Hufnagel G, Pankuweit S, Richter A, et al. The European Study of Epidemiology and Treatment of Cardiac Inflammatory Diseases (ESETCID). First epidemiological results. Herz, 2000, 25(3): 279-285.

12. Jouven X, Escolano S, Celermajer D, et al. Heart rate and risk of cancer death in healthy men. LoS One, 2011, 6(8): e21310.

13. Aune D, Sen A, ó'Hartaigh B, et al. Resting heart rate and the risk of cardiovascular disease, total cancer, and all-cause mortality - A systematic review and dose-response meta-analysis of prospective studies. NutrMetabCardiovasc Dis, 2017 Jun, 27(6): 504-517.

14. 中华医学会心血管病学分会介入心脏病学组，中华医学会心血管病学分会动脉粥样硬化与冠心病学组，中国医师协会心血管内科医师分会血栓防治专业委员会等. 稳定性冠心病诊断与治疗指南. 中华心血管病杂志，2018，46（9）：680-694.

第九章

1. Cohen AT, Agnelli G, Anderson FA, et al. Venous thromboembolism (VTE) in Europe. The number of VTE events and associated morbidity and mortality. Thromb Haemost, 2007, 98(4): 756-764.

2. 中华医学会呼吸病学分会肺栓塞与肺血管病学组，中国医师协会呼吸医师分会肺栓塞与肺血管病工作委员会，全国肺栓塞与肺血管病防治协作组. 肺血栓栓塞症诊治与预防指南. 中华医学杂志，2018，98（14）：1060-1087.

3. Hang S, Zhai Z, Yang Y, et al. Pulmonary embolism risk stratification by European Society of Cardiology is associated with recurrent venous thromboembolism: Findings from a long-term follow-up study. Int J Cardiol, 2016 Jan 1, 202: 275-281.

4. 中华医学会外科学分会血管外科学组. 下肢动脉硬化闭塞症诊治指南（上）. 中国血管外科杂志（电子版），2015，7（3）：145-151.

5. 中国医师协会心血管外科分会大血管外科专业委员会. 主动脉夹层诊断与治疗规范中国专家共识. 中华胸心血管外科杂志，2017，（33）11：641-654.

6. 孙立忠，李建荣. 我国 Stanford A 型主动脉夹层诊疗进展与挑战. 中华外科杂志，2017，55（4）：241-244.

第十章

1. 中国心血管病预防指南（2017）写作组，中华心血管病杂志编辑委员会. 中国心血管病预防指南（2017）. 中华心血管病杂志，2018，46（1）：10-25.

2. Al-Khatib SM, Stevenson WG, Ackerman MJ, et al. 2017 AHA/ACC/HRS Guideline for Management of Patients With Ventricular Arrhythmias and the Prevention of Sudden Cardiac Death: A Report of the American College of Cardiology/American Heart Association Task Force on Clinical Practice Guidelines and the Heart Rhythm Society [published correction appears in J Am Coll Cardiol. 2018 Oct 2; 72(14): 1760]. J Am Coll Cardiol, 2018, 72(14): e91-e220.

3. 韩国鑫，李朔朔，朱海燕. 慢性疲劳应激与青年人心源性猝死. 中华急诊医学杂志，2017，26（4）：465-467.

4. Ekelund U, Brown WJ, SteeneJohannessen J, et al. Do the associations of sedentary behaviour with cardiovascular disease mortality and cancer mortality differ by physical activity level? A systematic review and harmonised meta-analysis of data from 850,060 participants. Br J Sports Med, 2019 Jul, 53(14):886-894.

5. Piercy KL, Troiano RP, Ballard RM, et al. The Physical Activity Guidelines for Americans. JAMA, 2018, 320(19): 2020-2028.

6. Patterns of Sedentary Behavior and Mortality in U.S. Middle-Aged and Older Adults: A National Cohort Study. Diaz KM, Howard VJ, Hutto B, Colabianchi N, Vena JE, Safford MM, Blair SN, Hooker SP. Ann Intern Med, 2017 Oct 3, 167(7): 465-475.

7. Duncan M, et al. Presentation Su1116. Presented at: American Heart Association Scientific Sessions, Nov. 10-12, 2018, Chicago. CVD risk may persist more than a decade after heavy smokers quit, https://www.healio.com.

8. The American Cancer Society medical and editorial content team, Benefits of Quitting Smoking Over Time, https://www.cancer.org.

9. Coffee may help perk up your blood vessels. AHA newsroom. November 20, 2013.

10. Green Tea, Coffee May Guard Against Stroke.medscape.Apr 03, 2013.

11. Molly Walker. Does More Coffee Mean Less Arterial Plaque? Medpage. March 03, 2015.

12. Robin Poole, et al. Coffee consumption and health: umbrella review of meta-analyses of multiple health outcomes. BMJ, 2017, 359.

13. O'Keefe JH, DiNicolantonio JJ, Lavie CJ. Coffee for Cardioprotection and Longevity. Prog Cardiovasc Dis, 2018 May-Jun, 61(1):38-42.

14. Yokoyama Y, Nishimura K, Barnard ND, et al. Vegetarian diets and blood pressure: a meta-analysis. JAMA Intern Med, 2014 Apr,174(4):577-587.

15. K Kwok TC, Chan TY, Woo J. Relationship of urinary sodium/potassium excretion and calcium intake to blood pressure and prevalence of hypertension among older Chinese vegetarians. Eur J Clin Nutr, 2003, 57(2): 299-304.

16. Lee Y, Park K. Adherence to a Vegetarian Diet and Diabetes Risk: A Systematic Review and Meta-Analysis of Observational Studies. Nutrients, 2017 Jun 14, 9(6). pii: E603.

17. Yokoyama Y, Barnard ND, Levin SM, et al. Vegetarian diets and glycemic control in diabetes: a systematic review and meta-analysis. CardiovascDiagnTher, 2014 Oct, 4(5): 373-382.

18. Wang F, Zheng J, Yang B, et al. Effects of Vegetarian Diets on Blood Lipids: A Systematic Review and Meta-Analysis of Randomized Controlled Trials. J Am Heart Assoc, 2015 Oct 27, 4(10): e002408.

19. Smyth A, O'Donnell M, Lamelas P, et al. Physical Activity and Anger or Emotional Upset as Triggers of Acute Myocardial Infarction: The INTERHEART Study. Circulation, 2016, 134(15): 1059-1067.

20. Kubzansky LD, Huffman JC, Boehm JK, et al. Positive Psychological Well-Being and

Cardiovascular Disease: JACC Health Promotion Series. J Am Coll Cardiol, 2018, 72(12): 1382-1396.

21. McNeil JJ, Woods RL, Nelson MR, et al. Effect of Aspirin on Disability-free Survival in the Healthy Elderly. N Engl J Med, 2018, 379(16): 1499-1508.

22. McNeil JJ, Wolfe R, Woods RL, et al. Effect of Aspirin on Cardiovascular Events and Bleeding in the Healthy Elderly[J]. N Engl J Med, 2018, 379(16): 1509-1518.

23. McNeil JJ, Nelson MR, Woods RL, et al. Effect of Aspirin on All-Cause Mortality in the Healthy Elderly. N Engl J Med, 2018, 379(16): 1519-1528.

24. 中国心血管病报告编写组.《中国心血管病报告 2017》概要. 中国循环杂志，2.18，33（1）：1-8.

25. Moman A. Mohammad, SashaKoul, Rebecca Rylance, et al. Association of Weather With Day-to-Day Incidence of Myocardial Infarction. (2018). JAMA Cardiology, 2018 Nov 1, 3(11): 1081-1089.

26. Michael J. R. Desborough and David M. Keeling, The aspirin story–from willow to wonder drug, Br J Haematol, 2017 Jun, 177(5): 674-683.

27. https://en.wikipedia.org/wiki/History_of_aspirin.

28. Gerald F. Fletcher, et al. Promoting Physical Activity and Exercise: JACC Health Promotion Series. JACC, 2018 Oct2, 72(14): 1622-1639.

29. 国家体育总局. 2007 年中国城乡居民参加体育锻炼现状调查公报. 北京：人民卫生出版社，2008.

30. 叶孙岳，郭静. 中国成年人的体育锻炼、静态行为流行状况、趋势及影响因素. 首都体育学院学报，2016，28（4）：365-369.

31. Lee IM, Shiroma EJ, et al. Effect of physical inactivity on major non-communicable diseases worldwide: an analysis of burden of disease and life expectancy. Lancet, 2012 Jul 21,380(9838): 219-229.

32. 杨焱，南奕，屠梦吴.《2015 中国成人烟草调查报告》概要. 中华健康管理学杂志，2016，10（2）：85-87.

33. 申倩，祝楠波，余灿等. 中国成年人吸烟与心血管疾病发病风险的关联及其性别差异分析. 中华流行病学杂志，2018，39（1）：8-15.

34. U.S. Department of Health and Human Services. Smoking Cessation. A Report of the Surgeon General. Atlanta, GA: U.S. Department of Health and Human Services, Centers for Disease Control and Prevention, National Center for Chronic Disease Prevention and

Health Promotion, Office on Smoking and Health, 2020.

35. Madmani M E , Solaiman A Y , Tamr Agha K , et al. Coenzyme Q10 for heart failure. J. Cochrane Database of Systematic Reviews, 2014, 9(6): CD008684.

36. Yancy CW, Jessup M, Bozkurt B, et al. 2013 ACCF/AHA guideline for the management of heart failure: a report of the American College of Cardiology Foundation/American Heart Association Task Force on Practice Guidelines. J Am CollCardiol, 2013, 62(16): e147-239.

37. Mortensen SA, Rosenfeldt F, Kumar A, et al. The effect of coenzyme Q10 on morbidity and mortality in chronic heart failure: results from Q-SYMBIO: a randomized double-blind trial. JACC Heart Fail, 2014, 2(6): 641-649.

38. Pourmoghaddas M, Rabbani M, Shahabi J, et al. Combination of atorvastatin/coenzyme Q10 as adjunctive treatment in congestive heart failure: A double-blind randomized placebo-controlled clinical trial. ARYA Atheroscler, 2014, 10(1): 1-5.

39. Sun IO, Jin L, Jin J, et al. The effects of addition of coenzyme Q10 to metformin on sirolimus-induced diabetes mellitus. Korean J Intern Med, 2019, 34(2): 365-374.

致谢

　　历时两年的筹备、撰写和修改，本书终于完稿了。字里行间凝聚了许多人的智慧和无私付出。

　　感谢我的家人对于我做医学科普工作的理解和支持！回望过去两年，300 余期的文字创作和声音录制，让我充分体会了科普工作的酸甜苦辣。无论是面临困难时愁容满面，还是取得成绩时喜出望外，家人总是我最坚定的支持者，感恩有你们！

　　特别感谢负责文字编辑的谭素贞老师和负责音频剪辑的杨阳老师！我们因为科普走到一起，我们将继续为健康中国梦孜孜以求、不懈努力。感恩有你们！

　　感谢对待作品严谨专业的人民卫生出版社的编辑老师。

　　感谢为本书创作精美插图的赵妍女士。

　　感谢为本书进行认真校对和内容补充的周沛、孙宇彤、卢亚辉、孙浩宁和郭萌同学。

　　感谢为本书顺利出版进行协调和联系的郑巧梦女士。

　　感谢为本书付出努力的所有朋友们！

　　故事未完，容后再叙！

刘健
2021.1

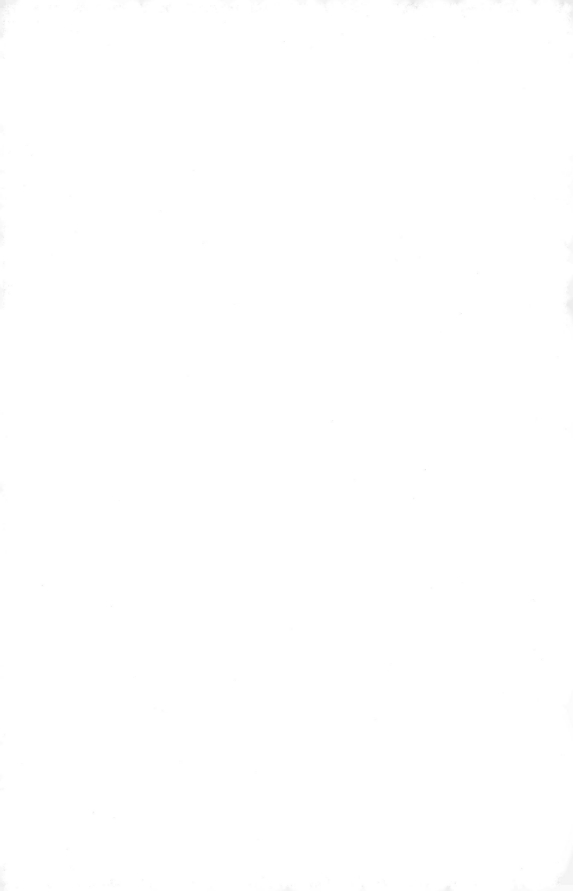